CORDT WINKLER

ICH ist manchmal ein anderer

GOLDMANN
Lesen erleben

Buch

Cordt Winkler war Anfang zwanzig, als die Diagnose sein Leben auf den Kopf stellte: paranoide Schizophrenie. Symptome, die er in frühen Kindertagen schon bei seinem Vater beobachtet hatte, entdeckte er nun plötzlich auch an sich selbst: Das unkontrollierbare Abgleiten von Denken und Wahrnehmung, Panikanfälle, Verfolgungswahn, Ohnmacht, freier Fall. Klinikaufenthalte. Ehrlich und mitreißend lakonisch schildert er die Dynamik der psychotischen Krise und führt den Leser tief hinein in seine, von außen betrachtet, phasenweise verrückte Innenwelt. Ein Martyrium für die Betroffenen, ein Rätsel für Angehörige und Freunde und immer noch ein gesellschaftliches Tabu. Cordt Winkler zeigt, dass es möglich ist, mit der Krankheit zu leben. Gut sogar.

Autor

Cordt Winkler, 1980 unweit der holländischen Grenze geboren, studierte Medienwissenschaften und arbeitet in einer Trendforschungsagentur. Er lebt in Berlin.

Cordt Winkler

ICH ist manchmal ein anderer

Mein Leben mit Schizophrenie

GOLDMANN

Dieses Buch ist auch als E-Book erhältlich.

MIX
Papier aus verantwortungsvollen Quellen
FSC® C014496

Verlagsgruppe Random House FSC® N001967

1. Auflage
Originalausgabe März 2019
Wilhelm Goldmann Verlag, München,
in der Verlagsgruppe Random House GmbH
Neumarkter Str. 28, 81673 München

Umschlaggestaltung: UNO Werbeagentur, München
Satz: KompetenzCenter, Mönchengladbach
Redaktion: Antje Steinhäuser
KF · Herstellung: kw
Druck und Einband: GGP Media GmbH, Pößneck
Printed in Germany
ISBN: 978-3-442-15966-6
www.goldmann-verlag.de

Besuchen Sie den Goldmann Verlag im Netz

Inhaltsverzeichnis

1. Der Wohnungsbesetzer

1.1. Die Flucht

Ich lehnte mich auf dem durchgesessenen Fahrersitz des Umzugswagens, mit dem ich am Morgen aus meiner Heimatstadt hergekommen war, zurück, schaltete den dröhnenden Motor aus und atmete tief durch, denn nach längerer Suche hatte ich endlich einen Parkplatz vor dem zehnstöckigen Hochhaus gefunden, in dem sich meine neue Wohnung befand. Ein paar Blätter segelten langsam zu Boden. Es war bereits Herbst geworden, und in wenigen Monaten stand der Jahrtausendwechsel bevor. Die Wohnung war nicht gerade groß. Genau genommen bestand sie aus einem Raum und einem winzigen Badezimmer. Der schmale Flur war mit einer Kochzeile ausgestattet.

Mir fiel wieder ein, wie euphorisch ich vor zwei Wochen den Vertrag für das kleine Apartment unterschrieben hatte. Ich betrachtete das Haus genauer und musste mir eingestehen, dass es recht hässlich war. Ein Baum stand im Weg, sodass ich meinen Kopf weit nach links strecken musste. Mein Blick wanderte zum Fenster der Wohnung im siebten Stock. Es war hell erleuchtet. Ich hatte mir vor der Fahrt in die Großstadt, die mein neues Zuhause werden sollte, bereits bis ins Detail ausgemalt, wie es wäre, in meiner neuen Wohnung zu übernachten. Es würde nach frischem Minztee riechen, ich würde Musik von meinen Lieblingsbands hören, auf meinem kleinen blauen Sofa liegen und lesen. Daraus würde heute wohl nichts mehr werden, denn die Wohnung war besetzt worden. Von meinem Vater, der mir beim Umzug geholfen und sich dann dort einquartiert hatte.

Er weigerte sich, das Apartment wieder zu verlassen. Eigentlich hätte er bereits am Nachmittag zurück in unsere Heimatstadt fahren sollen, doch es kam anders. Ich sah auf die Uhr und war überrascht, denn es war bereits nach neun Uhr am Abend. Ich hatte Tränen in den Augen, war verwirrt und wusste schlicht nicht, was ich tun sollte. Ich rechnete aus, dass in etwa zehn Stunden der erste Tag meines Zivildienstes beginnen würde. Ich wollte natürlich einen guten Eindruck machen, doch hatte ich zum jetzigen Zeitpunkt keine Idee, wo ich mir vorher die Zähne putzen sollte. Vom Duschen mal ganz zu schweigen. Ich schnupperte an meinem Pullover und war vom Geruch wenig angetan. Vielleicht konnte ich mir am frühen Morgen ein starkes Deo besorgen und würde in einigen Stunden auch keinen ganz so verheulten Eindruck mehr machen, hoffte ich. Ich sah erneut auf die Uhr, und mir kam der

Gedanke, dass ich morgen früh in ein Schwimmbad gehen könnte, um dort zu duschen. Doch die Zeit würde wohl nicht ausreichen, um pünktlich bei der Arbeit zu erscheinen. Ich rutschte auf dem Sitz hin und her, tat einen tiefen Atemzug und schloss die Augen.

1.2. Der Umzug

Das Bild meiner Mutter beim Abschied heute Morgen kam mir in den Sinn. Sie hatte sehr unglücklich ausgesehen, als sie mir half, meine königsblauen Kommoden in den Wagen zu verfrachten. Zusammen hatten wir sie wenige Tage zuvor gestrichen und vorab gemeinsam die Farbe ausgesucht. Ich war dennoch gut gelaunt gewesen, da ich mich freute, nach dem bestandenen Abi endlich aus dem Kleinstadtmief ausbrechen zu können. Da mein Hab und Gut nicht gerade leicht war, hatte sich mein Vater bereit erklärt, mich auf der Fahrt in die Großstadt zu begleiten. Meine Eltern lebten zwar getrennt, und meine Mutter hatte einen neuen Partner gefunden, trotzdem hatte sie meinen Vater angerufen und gebeten, mir beim Umzug zu helfen. Zu diesem Zeitpunkt gab es keine Anzeichen dafür, dass daraus ein Problem werden könnte. Ich war jedenfalls froh, dass ich den klapprigen Umzugswagen nicht selbst fahren musste.

Ich verabschiedete mich von meiner Mutter, während mein Vater auf dem Fahrersitz wartete. Minuten später fuhren wir Richtung Autobahn. Ich erzählte meinem Vater von dem Plan, zunächst noch bei einer nahe gelegenen Ikea-Filiale zu halten, bevor wir zu meiner neuen Wohnung fuhren. Begeistert berichtete ich ihm von meiner Idee, dort in einem Hochbett zu schlafen. Mein Vater jedoch zog seine buschigen Augenbrauen nach oben und wackelte mit dem Kopf hin und her, als hätte er bereits den gesamten Tag hinter dem Steuer verbracht und bräuchte nun Erholung.

Ich hantierte mit der zerknitterten Straßenkarte und versuchte, ihm zu erklären, welche Autobahnausfahrt wir in wie vielen Kilometern nehmen mussten, da der Wagen nicht über so etwas Fortschrittliches wie ein Navi verfügte und Smartphones auch noch nicht erfunden waren. An diesem Punkt beschwerte sich mein Vater lautstark über die Fahrt zum Möbelhaus. Als wir dann die richtige Ausfahrt verpassten, sah er mich mit aufgerissenen Augen an und machte mir Vorwürfe, dass ich die Karte nicht richtig gelesen hätte. Darüber hinaus sprachen wir nicht viel miteinander. Es dauerte fast eine Stunde, bis wir den Rundgang in der Filiale hinter uns gebracht hatten, alle Einzelteile des Bettes und ein paar zusätzliche Kleinigkeiten auf den Einkaufstrolley geladen hatten und in der Schlange standen, um endlich zu bezahlen.

Am frühen Nachmittag kamen wir an meiner neuen Wohnung an und luden die Möbel aus. Die gesamte

Fahrt hatte circa drei Stunden gedauert. Ich verkündete, dass wir das Bett nun noch aufbauen müssten, bevor mein Vater zurückfahren würde. Er sah mich überrascht an. Eine weitere Stunde später hatten wir fast alle Teile zusammengeschraubt, während er ständig laut fluchte. Ich stellte fest, dass die Holzbeine falsch herum angebracht waren und es somit unmöglich war, die letzten fehlenden Schrauben anzubringen. Nun verlor er vollständig die Fassung, beugte seinen Oberkörper nach vorn und richtete seinen Zeigefinger auf mich, während er mich anschrie.

Schließlich überraschte er mich damit, dass er zur Wohnungstür ging, diese verschloss und die Schlüssel an sich nahm. Als ich ihn aufforderte, mir die Schlüssel wiederzugeben, legte er sich auf die Matratze, redete zunehmend wirr vor sich hin und behauptete, dass dies seine Wohnung sei. Ich verstand nicht, was er damit meinte. An dieser Stelle war es mir egal, dass das Bett nicht aufgebaut werden würde. Ich wurde nun ebenfalls laut und versuchte vergeblich, ihn zum Gehen zu bewegen. Schließlich gelang es mir, ihm die Schlüssel abzunehmen und die Wohnung zu verlassen, während er weiterhin unverständliche Dinge brabbelte.

Ich schluchzte vor mich hin, als ich die Wohnungstür hinter mir zuzog, und war froh, dass niemand zu mir in den Aufzug stieg, als ich nach unten fuhr. Mir fiel ein, dass ich beim Unterschreiben des Mietvertrages einen Nachbarn getroffen hatte, der ausgesprochen freundlich gewesen war. Ich hoffte, dass die Wände der Wohnung dick genug waren, sodass der neue Nachbar das Geschrei nicht mitbekommen hatte. Mit verheulten Augen flüchtete ich schließlich zurück in den Umzugswagen.

1.3. Die Klapsmühle

Niemand kannte mich hier. Genau das war meine Chance, neu anzufangen. Mein ganzes Leben lang war ich der gewesen, über den alle sprachen, weil er diesen sonderbaren Vater hatte. Zumindest hatte ich mir das eingebildet. Auch aus diesem Grund hatte ich mich für den Umzug in die Großstadt entschieden. Bei der Wohnungssuche war ich durch die neue Stadt spaziert und hatte mir ausgemalt, in welchen Cafés ich in Zukunft sitzen würde. Stattdessen hockte ich nun mit feuchten Augen in einem schäbigen Umzugswagen und wollte mich nur noch verkriechen. Immerhin hatte ich hier im Auto fürs Erste ein sicheres Refugium gefunden. Doch was sollte ich jetzt tun?

Kurz entschlossen startete ich den Motor und fuhr los. Ohne Adresse, ohne Ziel. Nach einiger Zeit wurde mir bewusst, dass ich im Kreis fuhr und an denselben Stellen bereits ein zweites und drittes Mal vorbeigekommen war. Es wurde langsam dunkel, und ich sah ein rotes Licht unter der Geschwindigkeitsanzeige leuchten. Der Tank war fast leer, und ich hatte nach wie vor keine Idee, wohin ich fahren sollte. Ich konnte mir auch nicht vorstellen, den Wagen zu verlassen, um aufzutanken. Denn dies war mein geschützter Raum. Am Ende war ich wieder vor meiner besetzten, hell erleuchteten Wohnung gelandet.

Mir fiel ein, dass der Pullover und die Hose, die ich an meinem ersten Arbeitstag im Zivildienst tragen wollte, oben im Apartment lagen. Ich dachte darüber nach, zurück in meine Wohnung zu gehen, doch dann wäre das peinliche Geschrei nur von Neuem losgegangen. Mir blieb nichts anderes übrig, als weiter in meinem kleinen Refugium auszuharren. Es war nun komplett dunkel, und ich fühlte mich mehr und mehr wie damals, als ich klein war. Immer wenn meine Eltern stritten, hatte ich mir ein imaginäres Zimmer vorgestellt. Es war ein kleiner Raum zwischen den Mauern hinter der bunten Tapete, in den ich mich verkriechen konnte.

Ich schaltete das Autoradio an und erschrak vor der gut gelaunten Stimme des Moderators. Der nächste Sender spielte klassische Musik, die ebenfalls nicht zu meiner Stimmung passte. Schließlich schaltete ich das Radio wieder aus. Ich wollte nichts mehr sehen oder hören. Ich kletterte nach hinten und versuchte, die Augen zu schließen. Doch die alten Bilder ließen mich nicht los. Ich musste daran denken, wie ich früher als Kind auf der Rückbank gesessen hatte. Meist spielte meine Mutter mit mir ein paar Spiele, um mich während der langweiligen Fahrt abzulenken. Zum Beispiel ging es darum, VW-Käfer auf der Straße zu zählen, von denen es in den Achtzigern etliche gab. Während einer Fahrt, konnte ich mich erinnern, hatte meine Mutter jedoch keine Lust auf diese Spiele. Sie fokussierte ihren Blick auf die Bundesstraße und versuchte, mir zu erklären, wohin wir fuhren.

»Wir besuchen Papa«, sagte sie.

Warum er nicht zu Hause sei, wollte ich wissen.

»Er ist gerade in der Psychiatrie«, fuhr sie fort.

»Ist das so etwas wie eine Klapsmühle?«, wollte ich wissen. Das Wort musste ich irgendwo aufgeschnappt haben. Psychiatrie hingegen klang komisch.

Meine Mutter sah mich an und stutzte. »Ja, das ist so etwas. Aber man sagt Psychiatrie«, antwortete sie.

In meinem Kopf blieb ich bei dem Wort Klapsmühle. Ich konnte mich noch an das komische Verhalten meines Vaters vor einigen Wochen zu Hause erinnern. Wenn man sich merkwürdig benahm, kam man also in eine Klapsmühle.

Irgendwann fuhren wir an einer endlos langen Mauer entlang, die mit bunten Mustern verziert war. An ihrem Ende befand sich der Eingang zur Klinik. Ich musste unten an der Anmeldung warten, während meine Mutter sich auf den Weg zu der geschlossenen Station machte. Ich war weit und breit das einzige Kind, doch niemand beachtete mich. Ich setzte mich auf einen Plastikstuhl und sah dem Empfangsmitarbeiter beim Telefonieren zu. Als meine Mutter schließlich zusammen mit der Person zurückkam, die mein Vater sein sollte, erschrak ich. Er trug eine Jogginghose, hatte zerzauste Haare und bewegte sich anders als sonst. Die Arme hingen schlapp an ihm herunter, und sein Gang war seltsam. Er sah mich mit glasigen Augen an und sagte etwas von einem Spaziergang zu einem nahe gelegenen Spielplatz. Ich war froh, das merkwürdige Gebäude schnell wieder verlassen zu können.

Wir liefen durch einen kleinen Park, der zum Klinikgelände gehörte, und ich rannte zu der Schaukel, die ich schon von Weitem sah. Mein Vater kam herüber und schubste mich an. Während ich schaukelte, hörte ich hinter mir seine Stimme. »Wie geht es dir denn?«, wollte er wissen.

»Gut«, antwortete ich knapp.

»Und was machst du so im Kindergarten?«, fragte er weiter.

Ich hielt die Schaukel an, druckste herum und sah verlegen auf den Boden. Er schien sich zu freuen, mich zu sehen, aber mich verwirrte sein sediertes Auftreten. Er wirkte irgendwie gedämpft und weit weg. Ich hatte noch sein wirres, aufgebrachtes Verhalten vor einigen Wochen im Kopf. Er hatte sich seltsam aufgeführt, war den ganzen Tag auf und ab gegangen, hatte viel geschrien und war für mich nicht ansprechbar gewesen. Daraufhin hatte ich versucht, ihm aus dem Weg zu gehen. Jetzt schien er sich wieder in eine andere Person verwandelt zu haben und würde bald zurück zu uns nach Hause kommen. Ich sprang von der Schaukel, ohne eine Antwort zu geben. Meine Mutter nahm mich an die Hand.

Nach kurzer Zeit war die Besuchszeit vorüber, und

wir begleiteten ihn zurück zu dem tristen Betonklotz, in dem sich die Klapsmühle befand. Diesmal durfte ich mit nach oben kommen und sah zu, wie mein Vater hinter einer Milchglastür verschwand. Ein Pfleger stand neben ihm mit einem Schlüsselbund in der Hand. Meine Mutter und ich winkten noch kurz, als die Tür auch schon knallend zufiel. Wir hörten noch das Geräusch klappernder Schlüssel. Schnell verließen wir wortlos das merkwürdige Gebäude.

1.4. *Die Zwangsjacke*

Doch mein Vater konnte auch völlig normal sein. Ich erinnere mich, wie meine Schwester einmal aufgeregt ins Zimmer kam, um zu berichten, dass unser grüner Wellensittich weggeflogen sei. Er hörte auf den schönen Namen Ossi und konnte sprechen. Meist plapperte er ein unverständliches Kauderwelsch vor sich hin, wenn das Radio lief. Klar zu verstehen war er jedoch, wenn er uns Glück im Lotto wünschte oder sich selbst lobte mit den Worten »Ossi ist lieb«. Er lebte mit uns, schon so lange ich denken konnte, und hatte diesen etwas ungewöhnlichen Namen lange vor dem Fall der Mauer bekommen, ganz einfach weil meine Mutter ihn schön fand und irgendwann mal auf der Straße aufgeschnappt hatte.

Sofort gingen wir alle in den Garten, wo Ossi auf

dem Gartenzaun saß. Ich sollte nicht zu nahe rangehen, damit er nicht unruhig würde und wegflöge, erklärte mir mein Vater. Langsam ging er selbst in Richtung Zaun und blieb geduldig vor Ossi stehen. Nach einer gefühlten Ewigkeit hob er seine geöffnete Hand und hielt sie dem kleinen Tier hin. Wenn Ossi sonst auf seinem Käfig saß, tat mein Vater häufig das Gleiche, und Ossi hüpfte dann auf seine Hand. Ich hatte für gewöhnlich bei diesen Versuchen weniger Erfolg, und Ossi hackte oft mit seinem Schnabel nach mir. Hier draußen schien der Trick nicht zu funktionieren. Ossi jedenfalls blieb auf dem Zaun sitzen. Mein Vater hielt seine Hand weiterhin ganz ruhig und bewegte sich in der ganzen Zeit kein bisschen. Schließlich geschah das Wunder, und Ossi saß plötzlich auf seiner Hand. Während mein Vater beruhigend auf das Tier einredete, ging er zurück ins Haus.

Es wollte mir einfach nicht gelingen einzuschlafen. Wieder und wieder sah ich zum erleuchteten Fenster meiner Wohnung. Jemand kam aus der Haustür und lief den Bürgersteig entlang. Er blickte in meine Richtung. Es war mir unangenehm, gesehen zu werden, wie ich hier in dem dunklen Wagen hockte. Am liebsten hätte ich mich verkrochen.

Ich erinnerte mich nun an eine Situation, in der ich mich ebenfalls verstecken wollte. Ich stand hinter der Gardine im Wohnzimmer und lugte nach draußen. Vor dem Gartenzaun hatte sich ein Haufen Schaulustiger aus der Nachbarschaft versammelt. Daneben sah ich den großen Wagen vom Ordnungsamt stehen. Während ich die Gardine vor mein Gesicht hielt, konnte ich sehen, wie die Männer vom Ordnungsamt meinen Vater zum Wagen führten. Er trug eine weiße Zwangsjacke, genau wie in *Einer flog über das Kuckucksnest*, und wehrte sich heftig dagegen, mitgenommen zu werden. Seine Haare standen wirr in alle Richtungen ab. Ich musterte die Schaulustigen so lange, bis ich erleichtert feststellte, dass niemand von meinen Klassenkameraden unter ihnen war. Ich schämte mich. Die ganze Szene war mir unglaublich peinlich.

Ich ging zurück in mein Kinderzimmer, wo auf dem Boden die geblümte Matratze lag. Die Nächte zuvor hatte meine Mutter hier auf dem Boden meines Kinderzimmers verbracht. Sie war aus dem gemeinsamen Schlafzimmer geflohen. Ich setzte mich aufs Bett und sah auf die Sesamstraßen-Tapete. Ich bildete mir ein, dass sich dahinter mein imaginärer Raum, die kleine Kammer befand, in die ich mich zurückziehen konnte. Genau das tat ich dann.

Irgendwann kam mein Vater nach einem längeren Klinikaufenthalt wieder nach Hause zurück. Er war sediert und von der Einnahme der Psychopharmaka stark verändert und kaum ansprechbar. Auf eine solche Phase folgte meist das erneute Absetzen der Medikamente. Daraufhin normalisierte sich sein Zustand für eine gewisse Zeit. Bald aber begann der ganze Kreislauf von vorn, sodass ich mich wieder in meinen imaginären Raum verkroch.

In dem Raum verharrte ich auch ein anderes Mal, als mein Vater mehrere Tage und Nächte nicht nach

Hause gekommen war. Schließlich hatte es an der Tür geklingelt, und der freundliche Arbeitskollege meines Vaters trat ein. Ich sah meine Mutter an, die mich auf mein Zimmer schickte. Mit Blick auf die Tapete hörte ich, wie der Arbeitskollege davon sprach, dass sie jetzt stark sein müsse, etwas passiert sei, und dass es einen Unfall gegeben habe. Mein Vater sei mit seinem Dienstwagen gegen einen Baum gefahren. Ich war eine Stunde lang überzeugt, dass mein Vater gestorben sei, bis ich mich schließlich in die Küche traute und erfuhr, dass er schwer verletzt überlebt hatte.

Ich war überrascht, dass mein Vater zur Abwechslung mal in einem richtigen Krankenhaus und keiner Klapsmühle lag. Ich sah auf all die Schläuche, an die er angeschlossen war. Er lächelte mich an. Meine Mutter holte einen Zeitungsausschnitt aus ihrer Handtasche, der das Bild eines komplett ramponierten VWs zeigte. Es war der blaue Dienstwagen meines Vaters.

Während ich mich auf dem Rücksitz ausstreckte, schreckte ich vom Geräusch einer Polizeisirene auf und sah aus dem Fenster. Einen Moment lang hatte ich die Befürchtung, dass etwas in meiner neuen Wohnung passiert sein könnte. Ein Streifenwagen mit Blaulicht fuhr an mir vorüber. Die Sirene wurde langsam leiser und verstummte schließlich. Es hatte doch nichts mit meinem Vater zu tun. Ich beruhigte mich mit dem Gedanken, dass es nur eine Frage der Zeit sein musste, bis mein neuer Lebensabschnitt beginnen konnte. Ich malte mir erneut aus, wie ich, bei guter Musik, lesend und Tee trinkend auf meinem blauen Sofa sitzen würde. Ich schaute wieder nach oben und sah, dass das Licht in meiner Wohnung ausgegangen war. Endlich schlief ich ein.

2. Das Anschleichen

2.1. Familie

Es war nun über drei Jahre her, dass ich von zu Hause ausgezogen war und meine kleine Heimatstadt verlassen hatte. Ich hatte den Zivildienst längst hinter mir und studierte. Womöglich hing es mit der Distanz zusammen, dass mir nun Erlebnisse aus meiner Kindheit vermehrt in den Kopf kamen. Die Strategie meiner Familie war es für gewöhnlich, nicht darüber zu reden, was früher passiert war. Als ich meine Mutter und Schwester besuchte, sprach ich sie zum ersten Mal darauf an, dass meine Erinnerungen mich noch belasteten und begann zu weinen. Meine Schwester meinte, ich solle nach vorne schauen, meine Mutter sagte gar nichts.

Zurück in meiner WG, in der ich inzwischen lebte, schloss ich die Tür zu meinem Zimmer und fing an zu lesen. Aus der Unibibliothek hatte ich mir einen Haufen Literatur zum Thema Psychosen und Schizophrenie ausgeliehen. Eines der Bücher thematisierte die

Rolle der Angehörigen von Menschen, die an einer Psychose erkrankt waren. Ertappt fühlte ich mich durch die These, dass gerade in westlichen Ländern der Glaube groß sei, Betroffene hätten persönliche Verantwortung und könnten durch bloße Willenskraft gesund werden. Sowohl meine Mutter und Schwester als auch ich hatten es uns an dieser Stelle etwas leicht gemacht. Dieses Denken könne zu großem emotionalem Stress beim Erkrankten führen, der wiederum zu einer höheren Rückfallwahrscheinlichkeit beitragen würde.

Hinzu kam, dass nicht nur Kritik oder Feindseligkeit, sondern vor allem sogenanntes emotionales Überengagement, sprich Selbstaufopferung oder Überbehütung, derartigen Stress bei einem Betroffenen auslösen könne. Das traf sicher auf meine Mutter zu. Allerdings war sie damals, durch die Ereignisse selbst traumatisiert, verständlicherweise nicht in der Lage gewesen, sich auf einer analytischen Ebene mit der Krankheit auseinanderzusetzen und ihr eigenes Verhalten zu reflektieren. Aufklärung über die Krankheit sei aber nicht nur für Betroffene, sondern auch für Angehörige wichtig, um zu einem hilfreichen Umgang zu gelangen und das Risiko eines Rückfalls zu vermindern. Das klang in der Theorie alles sehr logisch, aber meine Erfahrungen in der Praxis waren etwas komplizierter.

Während der Erkrankte im Fokus der Aufmerksamkeit stand, wurden die Belastungen der Angehörigen lange Zeit nicht ausreichend zur Kenntnis genommen, las ich weiter. An dieser Stelle konnte ich nur nicken.

Viele von ihnen litten unter Enttäuschung und Trauer, machten sich Sorgen über die Zukunft und liefen Gefahr, selbst krank zu werden, wenn ein Familienmitglied psychotisch wurde. So konnte es etwa zu Depressionen kommen. Meine Mutter hatte sich all die Jahre wenig anmerken lassen und war immer für meine Schwester und mich dagewesen. Es war schwierig zu erahnen, was wohl in ihr vorgegangen war.

Auch ich hatte erfahren, dass Angehörige in der Gesundheitsversorgung lange keine große Rolle spielten, obwohl sie die Auswirkungen der Psychose, häufig über einen langen Zeitraum, selbst miterleben mussten. Schlimmstenfalls galten sie gar als Mitverursacher der Krankheit. Womöglich war das ein Grund gewesen, warum meine Mutter einer Einbeziehung in die Gespräche mit Ärzten eher skeptisch gegenübergestanden hatte.

Um der Gefahr entgegenzuwirken, sich selbst zu überfordern, seien Selbsthilfegruppen eine gute Möglichkeit, um mit anderen Angehörigen von psychotisch Erkrankten in Kontakt zu kommen und sich auszutauschen. Auf theoretischer Ebene klang auch das alles sehr gut, aber die Sprachlosigkeit, die in unserer Familie herrschte, hatte es schwierig gemacht, diese gut gemeinten Hinweise in die Realität umzusetzen. Hier klafften Theorie und Praxis deutlich auseinander.

Schritt für Schritt wuchs hoffentlich das Bewusstsein, dass besonders Kinder psychisch kranker Eltern mehr Aufmerksamkeit bekommen sollten, um das Erlebte verarbeiten zu können. Ich stutzte. Meine

Strategie der Verarbeitung war wahrscheinlich nicht grundlos Verdrängung gewesen. Nun, viele Jahre später, da ich in halbwegs sicherer Entfernung lebte und erwachsen war, konnte ich anfangen, mich mit dem Thema auch auf theoretischer Ebene zu beschäftigen.

2.2. Das Theater der Grausamkeit

Ich studierte seinerzeit Theaterwissenschaft und war dabei auf die Erzählung *Lenz* von Georg Büchner gestoßen. Darin wurde die seltsame Verfassung eines jungen Dichters geschildert, dessen Geisteszustand sich zunehmend verschlechterte. Büchner gelang es, verschiedene Symptome einer psychotischen Erkrankung, vom Hören von Stimmen bis zu depressiven Zuständen, ansprechend zu schildern und einen Einblick in das verwirrte Seelenleben eines psychisch kranken Menschen zu geben. Außerdem befasste ich mich in einer Hausarbeit mit dem Werk des Surrealisten Antonin Artaud, dessen nur schwer verständliche und kaum umsetzbare Theorie vom sogenannten »Theater der Grausamkeit« die Bühnen reformieren sollte. Es handelte sich um einen Versuch, zu einem metaphysischen Theater zu finden, bei dem Texte und Sprache generell eine nur untergeordnete Rolle spielen sollten. Erreicht werden sollte eine Art Trancezustand durch Ansprechen aller Sinne des Zuschauers.

Artaud selbst litt, laut Diagnose, an Schizophrenie und verbrachte einen großen Teil seines Lebens in psychiatrischen Anstalten. Er hatte nicht unerheblichen Einfluss auf das Werk der Dramatikerin Sarah Kane, die unter anderem für das Stück *4.48 Psychose* bekannt wurde.

2.3. Kostenfaktor

Je mehr ich las, desto mehr fragte ich mich, was das alles genau mit mir zu tun hatte. Natürlich, offenkundig war mein Vater der Grund. Meine Beschäftigung mit dem Thema konnte man als Aufarbeitung oder Distanzierungsversuch begreifen. Dennoch hatte ich das Gefühl, dass das nicht alles war. Es war nicht einfach zu beschreiben, aber etwas an mir war anders als sonst. Ich war ungewöhnlich stark auf mich selbst fokussiert.

Ich wollte mir einen Kaffee machen, schaltete die Herdplatte an und schüttete das Pulver in den Espressokocher. In der Zwischenzeit ging ich ins Bad und musterte mich selbst kritisch im Spiegel. Etwas stimmte nicht. Ich ging schließlich zurück in die Küche. Normalerweise blubberte der fertige Kaffee nun hervor, doch ich hatte anscheinend das Wasser vergessen. Außerdem hätte ich den Kocher nicht auf die große Platte stellen dürfen; nun war der Henkel bereits ein wenig angeschmolzen. Es roch nach Plastik. Während ich mich bestätigt fühlte, dass etwas nicht in Ordnung war, beschloss ich, stattdessen Teewasser aufzusetzen. Ich stand vor dem Regal mit den Teebeuteln und wollte gerade hineingreifen, als mir einfiel, dass ich zunächst Wasser kochen wollte. Hinzu kam, dass ich mich nicht für eine Teesorte entscheiden konnte. Genervt verließ ich die Küche erneut und las weiter.

Schizophrenie verursachte allein in Deutschland jährlich volkswirtschaftliche Kosten von geschätzt vier bis neun Milliarden Euro. Es handelte sich damit um die teuerste psychische Erkrankung, und sie verursachte höhere Kosten als die weit häufiger vorkommenden Leiden Depression, Demenz und Suchtkrankheiten. Somit war Schizophrenie finanziell vergleichbar mit Volkskrankheiten wie Herzerkrankungen und Diabetes. Mein Vater war also ein erheblicher Kostenfaktor.

Normalerweise war das Ersterkrankungsalter bei Männern recht niedrig. Dies war ein Grund für die hohen Kosten. Er hatte in diesem Punkt Glück gehabt, denn er hatte bereits eine abgeschlossene Ausbildung und eine sichere Festanstellung in einem großen Betrieb, als die Krankheit über ihn hereinbrach. Die hohe Rehospitalisierungsrate war eine zweite Ursache für die hohen Kosten. Die war bei meinem Vater in jedem Fall gegeben, denn er hatte in der Vergangenheit häufig eigenmächtig die Medikamente abgesetzt und landete wieder und wieder in einer Klinik. Beim dritten Aspekt ging es um Frühberentungen, und der betraf meinen Vater ebenfalls. Er bekam eine Betriebsrente, von der er leben konnte. In den meisten Fällen sah es jedoch anders aus, denn bei vielen Erkrankten fehlten die Voraussetzungen für eine Frühverrentung, sodass die meisten Menschen mit dieser Krankheit auf Sozialhilfe angewiesen waren.

Diese Faktoren sowie auch eine vorzeitige Mortalität waren ausschlaggebend für die enorme Höhe der Gesamtkosten. Im Vergleich dazu waren die nicht gerade günstigen Neuroleptika, die mein Vater schon über einen so langen Zeitraum schluckte, noch vergleichsweise preiswert. Längerfristig wurde durch diese Medikamente Rückfällen vorgebeugt. Auch psychotherapeutische Maßnahmen, die mein Vater allerdings nicht wahrnahm, konnten sich langfristig auszahlen. Je früher die Krankheit erkannt wurde, desto besser ließ sie sich behandeln. Dementsprechend rückte die Früherkennung mehr und mehr in den Fokus. Bei diesem Thema musste ich nun schlucken.

2.4. Plemplem

Ich brauchte Ablenkung. Etwas Bewegung sollte mir guttun. Zwar hatte ich mit meinem WG-Zimmer einen sicheren Rückzugsort, an dem mich niemand störte und nicht zu viele Sinneseindrücke auf mich einprasselten, aber die Decke drohte mir auf den Kopf zu fallen. Es dauerte fast eine halbe Stunde, bis ich meine Sporttasche gepackt und mich mehrfach vergewissert hatte, dass ich auch nichts vergessen hatte. Ich wollte eigentlich nicht unter Leute, aber hier in der Wohnung hatte ich ebenfalls kein gutes Gefühl. Als ich gerade die Wohnungstür öffnen wollte, klingelte das Telefon. Nach kurzem Nachdenken fiel mir ein, dass es Dienstagabend war. Der Anrufer musste mein Vater sein. Wie ein Roboter meldete er sich jeden Dienstag um 19 Uhr und sagte mehr oder weniger das Gleiche wie in der Vorwoche. Mir fehlte die Energie, um den Hörer abzuheben. Besonders jetzt, wo ich mich gerade mit seiner Krankheit befasste und befürchtete, dass mit mir selbst etwas nicht rundlief, konnte ich nicht mit ihm sprechen. Ich hatte mitgezählt. Es war schon das neunte Klingeln. Dieses nervige Geräusch hörte einfach nicht auf. Ich erinnerte mich wieder daran, dass ich zum Sport gehen wollte und griff zur Türklinke. Während ich die Treppe im Hausflur abwärtslief, hörte ich weiterhin das Telefon klingeln.

Der schwierigste Teil beim Gang ins Fitnessstudio kam gleich am Anfang auf mich zu. Am Empfang saß immer eine gut gelaunte Person, die jeden Besucher anlächelte und begrüßte. Auf diese Begrüßung zu reagieren und auch noch zurückzulächeln war für mich in den letzten Wochen zu einem enormen Kraftakt geworden. Beim eigentlichen Training konnte es passieren, dass man noch einmal vom Trainer angesprochen wurde, der einem zugewiesen war. Im schlimmsten

Fall wollte er sich unterhalten. Eigentlich war es ja nett gemeint, aber momentan dachte ich bei jedem Wort, das ich sagte, und bei jeder meiner Gesten und jedem Gesichtsausdruck darüber nach, was der jeweils andere wohl gerade über mich dachte. Sie mussten doch alle merken, dass etwas mit mir nicht stimmte. Wahrscheinlich sprachen sie gerade über mich. Es fiel mir schwer, mich normal zu verhalten. Dinge, die bei anderen Menschen per Autopilot abliefen, schienen bei mir nun größtmögliche Planung zu benötigen. Anstatt über Alltägliches nicht weiter nachzudenken, schien ich immer häufiger in Ängste, sozial verkrampftes Verhalten und Zwanghaftigkeiten verstrickt zu sein.

Dann passierte das, was unbedingt zu vermeiden war: Eine Mitstudentin stand plötzlich neben mir und plapperte drauflos. Ich antwortete auf ihre Fragen, rang mir ein künstliches Lächeln ab und nach ein paar Minuten war es überstanden. Anscheinend hatte sie nichts gemerkt von dem, was gerade in mir vorging. Erleichtert machte ich weiter mit meinen Übungen.

Als ich das Fitnessstudio verließ, begegnete mir die Kommilitonin vor der Tür erneut. Ohne besonderen Grund berichtete sie mir, dass die Eltern ihres Freundes nicht so gebildet seien. Daher hatte sie der Mutter zum Geburtstag einen Kunstkalender geschenkt, damit sie auch etwas kulturell Ansprechendes in der Küche hängen hatte. Außerdem war sie begeistert von den Schuhen des Dozenten, die er heute getragen hatte. Als wir ein paar Meter liefen, sah sie das Schild einer psychotherapeutischen Praxis und blieb stehen. Während sie mit dem Finger auf das Schild zeigte, sagte sie: »Hier habe ich letztens Sara reingehen sehen. Ist das nicht peinlich? Ich glaube, sie ist plemplem.« Noch bevor ich etwas erwidern konnte, hatte sie auch schon das Thema gewechselt und brabbelte etwas von ihrem neuen Handy. Erleichtert hörte ich endlich, wie sie sich in eine andere Richtung verabschiedete. Aus irgendeinem Grund fiel mir das sagenumwobene Ohr van Goghs ein, das sich dieser angeblich – nach unterschiedlichen Überlieferungen ganz oder teilweise – in einem Zustand geistiger Umnachtung abgeschnitten haben soll. Vielleicht wäre das auch ein schönes Motiv für den Kunstkalender gewesen.

2.5. Erste Symptome

Ich war froh, als ich wieder in meinem WG-Zimmer ankam und die Tür hinter mir schließen konnte. Was ist Schizophrenie, wie wird man wahnsinnig und wie äußert sich der Beginn einer psychotischen Episode? Dies waren die Fragen, die mich zunehmend aus einem ganz persönlichen Motiv zu beschäftigen begannen. Es handelte sich bei dieser Erkrankung um eine Zersplitterung des Bewusstseins oder auch um ein Orchester ohne Dirigenten, erfuhr ich. Dieser Vergleich erschien mir sehr verständlich. Theoretischer formuliert ging es um die Entfremdung der eigenen Leiblichkeit. Es kam zu einer Entkörperung, wenn der Patient seinen Leib sozusagen nicht mehr »bewohnte«.

Besonders wachsam wurde ich, als ich vom langsamen Beginn der ersten sogenannten Prodromalphase las: von unauffälligen Vorstadien und einer schleichenden Aushöhlung des leiblichen Selbsterlebens, Wahrnehmens und Handelns war da die Rede. In dieser Phase sei Prävention möglich, allerdings bestand die Schwierigkeit, eine beginnende Psychose klar zum Beispiel von Konzentrations- und Leistungsmangel, von einer Depression und von sozialem Rückzug abzugrenzen.

Eine derartige Prodromalphase könne mitunter Jahre dauern und sei aufgrund des oftmals schleichenden Beginns und unklarer Frühwarnzeichen für die betroffene Person und ihr Umfeld nur schwer zu identifizieren. In jedem Fall gab es sogenannte Früherkennungszentren, in denen Psychiater versuchten, diese nicht gerade einfache Einschätzung vorzunehmen. Durch die Früherkennung sollte es möglich sein, einen deutlich besseren Krankheitsverlauf herbeizuführen, indem der Ausbruch einer Psychose von vornherein vermieden wurde oder zumindest die Chronifizierung der Krankheit, also der Übergang von einem vorübergehenden in einen dauerhaften Zustand, unwahrscheinlicher werden sollte.

2.6. Früherkennung

In der kommenden Nacht wachte ich vom Geräusch meiner eigenen Stimme auf. Ich musste an das Räuspern meines Vaters denken. Hatte ich gerade etwa das gleiche Geräusch gemacht? Zunächst war ich verwirrt, da ich nicht wusste, wo ich war. Als Kind war ich häufig geschlafwandelt. Ich stand vor dem Spiegel in meinem Zimmer und blickte mir selbst in die Augen. Ein Gedanke aus meinem Traum blieb hängen. Ich wollte nicht so werden wie mein Vater, und ich wollte nicht ebenfalls diese Krankheit bekommen. Wieso aber machte ich mir darüber so viele Sorgen? Das, was ich über diesen Zustand, der einer ersten psychotischen Episode vorausging, gelesen hatte, beschäftigte mich. Je nach Verlauf dieser Phase wurde der weitere Krankheitsverlauf beeinflusst. Es war also wichtig, erste Anzeichen ernst zu nehmen. Kurzerhand nahm ich meinen Mut zusammen und vereinbarte am nächsten Morgen einen Termin in einem Zentrum für Früherkennung. Ich traute mich nicht, mit Freunden oder sonst jemandem darüber zu reden. Was hätte ich auch sagen sollen? Es war schwer zu beschreiben, was sich da Merkwürdiges in meinem Kopf zusammenbraute. Davon abgesehen war es mir auch peinlich.

Als ich ein paar Tage später im Zentrum für Früherkennung ankam und endlich an der Reihe war zu beschreiben, was meiner Meinung nach nicht mit mir stimmte, erzählte ich alles, was ich mir vorher zurechtgelegt hatte. Ich erwähnte, dass es mir schwerfiel, mich auf Seminare und Vorlesungen zu fokussieren, dass ich mich nach und nach mehr zurückgezogen hatte und dass mir kleine alltägliche Dinge schwer von der Hand gingen und höchste Konzentration erforderten. Ich sprach auch über meinen Vater und meine Sorge, das Gleiche zu erleben wie er. Doch meine Befürchtungen klangen wohl nicht überzeugend genug, oder ich wirkte zu normal in dieser Situation. Der Arzt machte sich Notizen.

»Also das klingt für mich wie eine leichte Depression«, sagte er schließlich. Womöglich könne mir eine Therapie weiterhelfen. Anscheinend war ich nicht ausreichend in der Lage gewesen zu beschreiben, was sich abgespielt hatte. Ich war mir jedenfalls sicher, dass ich keine Depression hatte. Dann stand auch schon ein Kurzurlaub vor der Tür. Die Symptome ebbten bereits ab, ich fühlte mich wieder besser und in sozialen Situationen sicherer. Ich flog nach Barcelona, um eine Freundin zu besuchen und verbrachte schöne Tage. Nach meiner Rückkehr hatte ich das ganze Thema weitestgehend vergessen, und alles schien wieder in Ordnung zu sein. So vergaß ich den Vorschlag, eine mühsame Therapie zu beginnen. Ich wollte nicht krank sein, und da nüchtern betrachtet eigentlich nichts passiert war, schien es mir sinnvoll, die Sache einfach abzuhaken.

3. Der Ausbruch

3.1. Das große Zittern

Kurz vor meinem Umzug nach Berlin ging es los. Von einem Moment auf den anderen musste ich mich übergeben und fing an zu weinen. Ich wusste nicht, was los war mit mir. Sehr wohl wusste ich, dass ich nicht wollte, dass mein Mitbewohner merkte, was da mit mir vor sich ging, und versuchte dementsprechend, leise zu sein. Wenig später hörte ich dennoch ein Klopfen an meiner Zimmertür. Er wollte wissen, ob alles in Ordnung sei. Ich bejahte, schloss die Tür und weinte weiter. In das Geschluchze mischte sich ein Zittern, das mehrere Tage anhielt. So etwas hatte ich noch nicht erlebt. Ich konnte dieses Verhalten überhaupt nicht einordnen. Ich ertappte mich bei dem Gedanken, dass es wohl die vernünftigste Idee wäre, zu einem Arzt zu gehen, doch dann verwarf ich diese schnell wieder. Es war mir unangenehm, mir auszumalen, was mit mir nicht stimmte, und so hoffte ich, dass es bald vorübergehen würde. Ich wollte einfach nicht darüber nachdenken. Einige Wochen zuvor hatte ich von der Krebserkrankung meiner Mutter erfahren. Sie war bereits operiert worden und hatte Weihnachten im Krankenhaus verbracht. Aber dieser naheliegende Grund für meinen labilen Zustand kam mir in diesem Moment nicht in den Sinn.

Ich versuchte zu dieser Zeit, möglichst wenige Dinge zu besitzen, und steigerte diesen Minimalismus stetig. Ich hatte viele Bücher weggeworfen, da ich so wenige Dinge wie eben möglich mit in die neue Wohnung nehmen wollte. Besonders stolz war ich darauf, dass ich auch ein Buch über Minimalismus entsorgt hatte. Ich hatte dieses Prinzip so weit verinnerlicht, dass ich keine Anleitungen zum Entrümpeln mehr zu brauchen schien. Außerdem hatte ich Fotos aus meiner Kindheit in einem neuen Album angeordnet. Ich hatte damit das Gefühl, mir nachträglich die Erinnerung meiner Erlebnisse neu zusammenstellen zu können.

Am Tag des Umzugs hörte das Weinen und Zittern auf. Ich hatte mir einen Transporter gemietet und fuhr mit den wenigen Sachen, die ich besaß, nach Berlin, wo mir Tobias und Johanna beim Ausladen halfen. Mit den beiden hatte ich mich während des Studiums angefreundet. Sie waren schon etwas älter als ich und waren nach ihrem Abschluss im vergangenen Jahr, wie so viele andere auch, nach Berlin gezogen. Johanna hatte begonnen, in einem Krankenhaus zu arbeiten, und war eigentlich immer im Stress. Tobias hingegen hatte gerade sein Psychologiestudium abgeschlossen und wäre somit in meiner komischen Situation eigentlich der perfekte Ansprechpartner gewesen. Dennoch traute ich mich nicht, mich ihm anzuvertrauen. Da nach dem Umzug alles wieder normal zu sein schien, machte ich mir auch keine großen Gedanken mehr über das Zittern. Meine Strategie, nicht zu viel nachzudenken und den Gang zum Arzt zu vermeiden, schien aufgegangen zu sein. Ich war nach dem Kistenschleppen mit dem Auspacken beschäftigt und froh, heil angekommen zu sein. Nachdem ich zuvor in einer WG gelebt hatte, war es nun ein besonderer Luxus, eine eigene Wohnung zu haben.

3.2. Der Spiraltod

Mein Alltag in der neuen Stadt bestand aus wahnsinnig viel Freizeit. Seit meinem Umzug arbeitete ich nicht mehr und studierte wenig. Mit der Hauptfigur des Filmes *Oh Boy*, der vor ein paar Jahren in die Kinos gekommen war, konnte ich mich im Nachhinein perfekt identifizieren. Ich ging viel aus, entdeckte Kinos, Clubs, Theater und hatte eine gute Zeit. Berlin fühlte sich riesig an. Ich konnte den beengenden Kleinstadtmief endgültig vergessen. Während ich das Gefühl gehabt hatte, dass in meiner Heimatstadt hinter vorgehaltener Hand jeder über jeden sprach und ich mich für alles Mögliche schämte, herrschte hier größtmögliche Anonymität. Es gab so viel Unbekanntes zu entdecken. Ich schlief aus und frühstückte anschließend ausgiebig. Tagsüber lieh ich mir Videos aus oder las. Hin und wieder kaufte ich mir eine Riesenpackung Eis, von der ich so viel aß, bis ich fror und mich mit einer Bettdecke zudecken musste. Das war meine ganze Tagesstruktur. Meine Eltern waren mittlerweile etwas ungehalten, dass mein Studium sich derart lange hinzog. Sie finanzierten mich noch immer. Doch da ich nicht den blassesten Schimmer hatte, was ich nach einem Studium der Theaterwissenschaft produktiv zu dieser Gesellschaft beitragen wollte, war meine Strategie erneut, nicht zu viel darüber nachzudenken und es mir gut gehen zu lassen.

Anstatt auf Jobsuche zu gehen, besorgte ich mir daher lieber ein Leihklavier. Es war neben meiner weißen Schlafcouch und einer verspiegelten Skulptur in Korallenform der einzige Gegenstand in meinem Zimmer. Es glänzte schwarz und hatte einen tollen Klang. Mein alter holländischer Klavierlehrer, der während meiner Kindheit Woche für Woche zu uns nach Hause gekommen war und mir mit einer Engelsgeduld immer wieder erklärt hatte, dass ich mehr üben müsse, hätte sich sicher sehr gefreut, falls er denn noch leben sollte. Er hatte immer den Witz gemacht, dass seine Wohnung nicht weit entfernt vom Krematorium lag, wenn einmal etwas mit ihm passieren würde. Aus den vielen Notenblättern, die ich über viele Jahre meiner Kindheit gesammelt hatte, waren es drei Klavierstücke, die ich mir ausgesucht hatte und die ich immer wieder spielte. Es waren ein Walzer von Chopin, ein Song von Tori Amos und ein Prélude von Rachmaninow. Diese sehr unterschiedlichen Stücke spielte ich über Stunden hinweg immer wieder, ohne Pausen zu machen. Ich wurde immer schneller, sodass die Stücke begannen, ineinander überzugehen. Es entstand ein wirrer Mix aus Tönen, den ich meinen Nachbarn zumutete. Ich hingegen war von meiner Genialität überzeugt.

Außerdem hatte ich ein Studentenabo der *Süddeutschen Zeitung* und saß, nach Beenden des Klavierspielens, mal wieder mit einer Ausgabe am Küchentisch. Es war ein schönes Ritual geworden, mich täglich für eine Stunde in den Artikeln des Feuilletons und des Politikteils zu verlieren. Wirtschaft und Sport warf ich ungelesen ins Altpapier. Eine Überschrift lautete heute »Fahrstuhl zum Schafott« oder so ähnlich. Plötzlich war ich davon überzeugt, ich müsse sterben. Es war, aus einem rational nicht nachvollziehbaren Grund, klar, dass ich der Adressat dieser Zeilen war. Weitere Artikel, die ich auf mich bezog, bestärkten mich in meiner düsteren Ahnung. Ich war, von einem Moment auf den anderen, weit weg von der Realität und verstrickte mich in merkwürdige Gedanken. Alles, was ich las, hatte mit mir zu tun. Alles ergab einen Sinn. Ich war gleichzeitig ziemlich durcheinander und hilflos.

Nachdem ich die Zeitung weggelegt hatte, griff ich zu Stift und Papier. In den letzten Wochen hatte ich an meiner Bachelorarbeit zu dem faszinierenden

Thema »Raum als ästhetisches Konstrukt« gesessen, und daher lag ein Collegeblock mit Notizen auf dem Küchentisch. Ich schrieb ganz mechanisch, ohne zu wissen, was es war. Es sprudelte aus mir heraus, sodass meine Hand mit dem Kugelschreiber kaum hinterherkam. Es ging um griechische Mythologie, Heinrich von Kleist und das Marionettentheater. Ich stellte Zusammenhänge her, die ich vorher nicht gesehen hatte. Es war faszinierend. Dann erlebte ich einen schwer in Worte zu fassenden höchsten Glücksmoment. Es lag daran, dass sich meine beiden Hirnkammern zu einer zusammenschlossen. Es fühlte sich fantastisch an.

Doch schlagartig wurde mir klar, dass dies ein äußerst gefährlicher Vorgang war. Ich schrieb schneller und schneller und konnte nicht mehr aufhören. In meinem Kopf hatte sich nun eine Spirale gebildet, und ich musste unweigerlich sterben. Meine Gedanken kreisten in der Spirale von außen nach innen. Wenn sie im Zentrum ankommen würden, hätte es mein Ende bedeutet. Die einzige Entscheidung, die mir jetzt noch blieb, war die Frage, ob mein Tod im Schlafzimmer oder im Bad eintreten sollte. Panische Gedanken standen im Kontrast zu dem Ruhezustand, in dem sich mein Körper befand.

In diesem Moment klingelte das Telefon. Das war meine Rettung. Es war Johanna am anderen Ende der Leitung. Ich konnte auf ihre Worte nicht reagieren, war schon froh, dass ich es zum Telefon geschafft und den Hörer abgenommen hatte. Ich war ihr überaus dankbar dafür, dass sie mich vor dem mysteriösen

Spiraltod bewahrte. Ich schwieg weiter und atmete aus und ein. »Das ist nicht lustig«, hörte ich sie am anderen Ende der Leitung sagen. Ich wollte ihr danken, doch mir fehlten buchstäblich die Worte. Ich fokussierte mich weiterhin aufs Atmen und brachte keinen Ton hervor. Ich fühlte mich schlecht, weil ich sie offenbar verwirrte. Schließlich legte sie genervt auf.

Ich fokussierte mich wieder auf mein Gekritzel. Das wirre Zeug, was ich geschrieben hatte, war einfach großartig. Ich wollte es anstelle meiner ursprünglich geplanten Bachelorarbeit einreichen. Doch die Gefahr war groß, dass das Wissen, das darin steckte, missbraucht werden würde. Ich erahnte, dass ich soeben die Weltformel entdeckt hatte. Ich schrieb weiter. Da meine Hand nicht schnell genug war, wechselte ich zum Notebook und tippte nahezu fieberhaft. Dabei hatte ich ganz vergessen, dass ich sterben würde. Zum Glück erinnerte ich mich nun daran, packte mein Notebook und mein Handy und rannte, so schnell ich konnte, aus dem Haus.

Da stand ich auf der Straße und wollte mein kostbares iBook wegwerfen. Doch kurz bevor ich es in den Mülleimer legte, fiel mir ein, dass es ein großer Fehler wäre. Die Weltformel! Ich hatte sie entdeckt, und niemand durfte sie lesen. Die Gefahr, dass jemand das Notebook finden könnte, war viel zu groß. Ich musste es vorerst behalten, während ich weiterlief beziehungsweise hüpfte und Angst hatte, dass es mir gestohlen werden könnte. Nicht auszudenken, wenn dieses Wissen in falsche Hände geriete. Die immense Verantwortung, die auf mir lastete, war mir bewusst. Mir wurde extrem kalt, und ich war überzeugt, dass mein Tod nun unmittelbar bevorstünde. Ich rief Johanna an. Sie war gerade auf dem Weg vom Krankenhaus nach Hause. Schwer zu erklären, dass es sich bei mir um einen Notfall handelte. Sie war noch immer sauer, da ich mich kurz zuvor am Telefon so merkwürdig verhalten hatte, schließlich willigte sie aber ein, und wir trafen uns an der Haltestelle in dem etwas schäbigen, nahe gelegenen Industriegebiet neben Baumarkt und Discounter.

3.3. Tanz, tanz!

Sie stieg aus der S-Bahn, und ich empfing sie mit einem langen Redeschwall. Dabei hüpfte ich, denn ich musste darauf achten, dass ich nicht auskühlte. Natürlich kam ich mir blöd vor, wie ich da zwischen all den Passanten herumhüpfte, aber das musste nun einmal sein. Im Studium hatte ich ein wenig Nietzsche gelesen. Die *Geburt der Tragödie aus dem Geiste der Musik* und das dionysische Prinzip kamen mir in den Sinn. Animiert durch den Chor waren die Menschen in der Antike mehr oder weniger wahnsinnig geworden und hatten rauschhaft getanzt, reimte ich mir zusammen. Auslöser war der Gott des Weines Dionysos. Ich war zwar komplett nüchtern und hatte keine

Ahnung, warum mir jetzt Nietzsche einfiel, aber das spielte keine Rolle. Es war nun meine Aufgabe, ob ich wollte oder nicht: Ich war dazu verdammt, zu hüpfen und zu tanzen. Hätte ich damit aufgehört, wäre ich an Unterkühlung gestorben. Außerdem musste ich möglichst viele Menschen in dieses »Geheimnis« einweihen.

Mit Johanna klappte es nicht so recht, sie schien etwas schwer von Begriff zu sein. Gemeinsam gingen wir zu Tobias, dem ich noch mehr erzählte. Als angehender Psychologe schien er es gewohnt zu sein, dass Leute mit merkwürdigen Dingen auf ihn einredeten. Dazu musste ich weiterhin hüpfen und tanzen, was auf Dauer sehr anstrengend sein konnte. Entweder war mir zu warm oder zu kalt. Schließlich kamen noch weitere Freunde vorbei, die auch kürzlich nach Berlin gezogen waren. Ich setzte meinen Redeschwall fort und verriet den anderen, was vorgefallen war.

Nüchtern betrachtet hatte ich ja lediglich Klavier gespielt, Zeitung gelesen und ein paar Notizen gemacht, doch nach wie vor war ich von meinem baldigen Ableben überzeugt. Ebenfalls überzeugt war ich noch immer von der Wichtigkeit meiner Aufzeichnungen. Ein Stück Papier stopfte ich mir direkt in den Mund und begann zu kauen. Sicher war sicher. Die anderen schauten sich entgeistert an. Sie mussten ahnen, dass mir ein mehr als genialer Wurf gelungen war. Ich war überzeugt, dass sie alle meinen Text lesen wollten. Dies galt es zu verhindern. Schließlich schickte ich noch eine völlig dadaistische Textnachricht an sämtliche Bekannte.

Nur langsam kam ich etwas zur Ruhe und ließ mich schließlich davon überzeugen, dass ich nicht direkt sterben würde, wenn ich einen Moment aufhören würde zu hüpfen. Gemeinsam sahen wir uns *Lost in Translation* an, und ich wurde zunehmend müde. Tobias richtete mir ein Bett her. Dennoch war mir klar, dass es meinen sicheren Tod bedeutet hätte einzuschlafen. Ich nickte nach einer Weile dennoch ein. Ich wollte aber nicht in diesem Bett sterben. Das hätte dafür gesorgt, dass Tobias aus seiner Wohnung hätte ausziehen müssen, weil er traumatisiert worden wäre. Da das Aufladekabel für mein Notebook in meiner Wohnung war, sagte ich, dass ich kurz hinübergehen und es holen wollte. Auf dem Weg zu meiner Wohnung traf ich einen blonden Engel, ganz in Weiß gekleidet. Bei näherem Hinsehen war dieser Engel eher angetrunken und sah etwas heruntergekommen aus. Der Engel war im Übrigen eine Sie, hatte Augenringe und war recht verheult. Sie plapperte auf mich ein und klagte mir ihr Leid. Ihr Freund hätte sie gerade rausgeworfen, da er eine andere hätte. Da ich von meinem baldigen Ableben überzeugt war, schien dies eine willkommene Ablenkung zu sein. Zusammen gingen wir in eine Bar, und sie bestellte uns einen Gin Tonic auf ihre Kosten. Sie fand dann bald andere Gestalten, bei denen sie sich ausweinen konnte, und ich ging mit meinem Notebook nach Hause und schlief trotz Todesangst ein. Immerhin hatte ich vor meinem Tod noch einen Drink bekommen. Ich träumte intensiv, schlief lange und wachte schließlich völlig verschwitzt auf.

3.4. Doktor Tüdelüt

Nach dem Aufwachen war ich ein Roboter, zumindest war ich fest davon überzeugt. Durch Telepathie war ich in der Lage, mit meinem Notebook zu kommunizieren. Ich musste nur aufpassen, dass der Akku voll blieb, ansonsten wäre ich selbst ausgeschaltet worden. Als Johanna mich später ansprach und ich antwortete, war ich selbst überrascht, dass ich dazu in der Lage war. Ich wusste nicht, dass ich als Roboter sprechen konnte. »Vielleicht wäre es eine gute Idee, mal in einer Klinik vorbeizuschauen?«, schlug sie vor. Als Ärztin musste sie wissen, wovon sie sprach. Ich stimmte zu. Trotz aller Wahngedanken merkte ich, dass ich Hilfe benötigen konnte.

Wenig später stand ich auf dem Balkon und sah nach unten. Plötzlich drehten sich meine Gedanken nur um die Frage, wie es wohl wäre, dort hinunterzuspringen. Nicht dass ich es tun wollte, im Gegenteil. Meine Alarmglocken sprangen sofort an, und ich ging zurück in die Wohnung. Aber ich wusste nun, dass mein sich ständig wechselnder Gemütszustand gefährlich werden konnte. Vor wenigen Sekunden war ich noch der festen Ansicht, dass mein Gehirn von BSE zersetzt sei. Nun hatte ich diese Krankheit schon wieder vergessen. Ich sollte Bundeskanzler werden und musste auf dem Weg in die Psychiatrie, zu der mich meine Freunde gleich bringen wollten, noch mein Kabinett zusammenstellen. Keine einfache Aufgabe. Zum Glück diente mir meine Korallenskulptur dabei als ein inspirierendes Heiligtum. Jeder bekam also ein Ministerium, das zu ihm passte. Ich hatte große Angst davor, dass sie mich in der Irrenanstalt zu behalten gedachten und wollte mich nicht ungewissen Behandlungen aussetzen. Schließlich musste es einen guten Grund geben, warum mein Vater immer solch einen Riesenaufstand veranstaltet hatte, wenn eine Einweisung bevorstand. Ich musste daran denken, wie er damals in eine Zwangsjacke gesteckt worden war. Dem Anlass gemäß zog ich mir verschiedenfarbige Socken an und suchte mir meinen merkwürdigsten Pullover heraus. Als wir aus der Tür gingen, positionierte ich meine Minister noch in der richtigen Reihenfolge. Es konnte losgehen.

Ich fürchtete mich weiterhin vor einer Klinikeinweisung. Mit schuld daran war wohl ein Klassiker, nämlich die Verfilmung des Buches *Einer flog über das Kuckucksnest* mit Jack Nicholson. Dieser spielt einen Kriminellen, der versucht, dem Gefängnis zu entgehen, indem er an seinem psychischen Zustand zweifeln lässt. Daraufhin landet er in einer psychiatrischen Klinik, die geprägt ist von einigen sadistischen Angestellten, die die Patienten mit hohen Dosen Psychopharmaka ruhigstellen und disziplinieren. Die Hauptfigur scheitert schließlich daran, die Zustände in der Klinik zu ändern. Der Film endet mit der Horrorvorstellung von psychiatrischer Behandlung schlechthin, denn die Hauptfigur wird lobotomiert. Ein Mitpatient kann dieses Schicksal nicht mit ansehen und erstickt den Protagonisten mit einem Kissen.

Die Ärztin war anscheinend noch nicht allzu lange in ihrem Beruf tätig. Im Nachhinein habe ich mich entschieden, sie Frau Doktor Tüdelüt zu nennen. Sie war kaum älter als ich und sichtlich bemüht, alles richtig zu machen. Eigentlich war sie ganz nett und freundlich, aber es war offensichtlich, dass sie eine Checkliste mit Symptomen abarbeitete. Mein Kabinett hatte draußen im Wartebereich Platz genommen. Im Vergleich zu den wahnhaften Gedanken der letzten Tage war ich im Gespräch erstaunlich klar und schien zu begreifen, dass etwas mit mir nicht stimmte. »Sie hatten sich in den letzten Wochen stark zurückgezogen?«, wollte sie wissen.

Eigentlich nicht. Als sie die Frage zum dritten Mal wiederholte, ließ ich mich erweichen. »Vielleicht ein bisschen«, antwortete ich.

»Und Sie hören wirklich keine Stimmen?«, fragte sie nun erneut.

Ich verstand, dass dies eine wichtige Frage für die Diagnose war, aber in dem Punkt konnte ich keine Zugeständnisse machen. Glücklicherweise hörte ich wirklich keine Stimmen.

»Haben Sie in letzter Zeit mit Drogen experimentiert?«, fragte sie mich. So manche Psychose sei nämlich durch Kiffen hervorgerufen worden.

Ich berichtete ihr, dass es mehrere Jahre her war, dass ich einmal Gras ausprobiert hatte. Da mir das Rauchen nicht lag und ich nicht inhalieren konnte, war ich neugierig, als ein paar Freunde Kekse backen wollten. Es endete damit, dass ich eine Stunde lang im Kleiderschrank saß. Wir hatten die Idee, Verstecken im Dunkeln zu spielen, doch da mich niemand fand, blieb ich im Schrank sitzen. Damit hatte sich das Thema für mich erledigt. Doch auch Koks konnte schnell zu einer Episode führen, erklärte sie mir. Damit hatte ich null Erfahrungen. Meine wahnhaften Gedanken kamen also ohne Drogeneinnahme zustande. Das Hören von Stimmen, wahnhafte Gedanken, Halluzinationen und Denkstörungen bezeichnet man als sogenannte Positivsymptome. Zu den Negativsymptomen hingegen gehören Antriebsstörungen und ein gewisser Mangel an Energie.

3.5. Nebenwirkungen

Frau Doktor Tüdelüt erklärte mir nun, dass antipsychotische Medikamente auch als Neuroleptika bezeichnet wurden, wobei man die erste Generation von Medikamenten, wie zum Beispiel Haloperidol, was ich noch von meinem Vater kannte, typische Neuroleptika nannte. Nicht zuletzt wegen der starken Nebenwirkungen wie eine steife Körperhaltung, roboterhafte Bewegungen und zitternde Hände, die auch für Außenstehende gut sichtbar waren, hatten diese klassischen Medikamente keinen sehr guten Ruf. In Akutphasen konnten die alten Neuroleptika auch heute noch bei manchen Patienten eingesetzt werden, um die Positivsymptome wie etwa Wahnvorstellungen schneller abklingen zu lassen.

In meinem Fall würde man auf die neuere Generation, die atypischen Neuroleptika, setzen. Diese wirkten etwas sanfter, und die genannten Nebenwirkungen seien bei ihnen weniger stark ausgeprägt. Generell konnte man sagen, dass Neuroleptika eine dämpfende Wirkung hatten und gerade in einer psychotischen Akutphase, wie ich sie gerade durchlebte, die Symptome linderten. Außerhalb der Akutphase schützten sie vor Rückfällen. Ohne zu sehr ins Detail zu gehen, war ihnen gemeinsam, dass sie hemmend auf Botenstoffe wie Dopamin wirkten, die bei Psychotikern anscheinend in zu starkem Maße ausgeschüttet wurden.

Während Frau Doktor Tüdelüt betonte, wie nebenwirkungsarm die neuesten Mittel seien, war ich als Patient, der diese nun schlucken sollte, weniger euphorisch. Zwar wusste ich durch die Erfahrungen meines Vaters, dass die Stigmatisierung nicht mehr so groß war, da es häufig nicht unmittelbar sichtbar war, dass jemand ein Medikament wie Risperdal, das mir nun verschrieben wurde, dauerhaft einnahm. Dennoch hatten auch die atypischen Neuroleptika Nebenwirkungen, wie zum Beispiel unkontrollierbare Bewegungen und sogenannte Spätdyskinesien. Dies waren nach dem Absetzen von Medikamenten verzögert auftretende motorische Störungen, die zudem über viele Jahre hinweg anhalten konnten.

In höherem Maße noch als bei den alten Mitteln kam es bei den modernen Neuroleptika außerdem zu Gewichtszunahme. Diese Erfahrung hatte mein Vater bereits gemacht. Folge davon konnte eine durch Diabetes oder Herz-Kreislauf-Erkrankungen erzeugte verkürzte Lebenserwartung sein. Dies war sicher ein wichtiger Grund, warum viele Patienten eigenmächtig ihre Medikamente absetzten, anstatt gemeinsam mit ihrem Arzt nach Lösungen zu suchen und beispielsweise ein anderes Medikament auszuprobieren. Ein weiterer Punkt war die emotionale Beeinträchtigung. Mein Vater fühlte sich, als wäre er in Watte gepackt, und konnte nur wenig spüren. So hatte er es einmal beschrieben. Eine Verminderung an Freude, Sinn und Bedeutung im Leben hatte ich ihm im Laufe der Jahre förmlich ansehen können.

Trotz meiner berechtigten Skepsis gegenüber Neuroleptika benötigte ich nun, in meiner wahnhaften Akutphase, einen Weg, um überhaupt aus der Psychose zu finden. Wenn ich wieder gesund war, konnte ich immer noch darüber nachdenken, ob ich das Medikament, das Frau Doktor Tüdelüt mir verschrieb, weiterhin einnehmen würde oder ob ich das Risiko einer erneuten Episode eingehen wollte.

Doch was hatte es mit dieser komischen Krankheit

eigentlich auf sich? Frau Doktor Tüdelüt war so ehrlich zu sagen, dass man es ganz genau gar nicht wusste. Stand der Forschung war das sogenannte Vulnerabilitäts-Stress-Modell. Dabei ging man davon aus, dass manche Menschen über eine erhöhte Sensibilität verfügten und viele Sinneseindrücke stärker und ungefilterter wahrnahmen als andere Personen. Dementsprechend konnte es in Stresssituationen zu einer psychotischen Reaktion kommen. Neurowissenschaftlich ließ sich eine Psychose, wie bereits angesprochen, mit einem Überschuss an Botenstoffen wie Dopamin und Serotonin erklären, die bei Personen mit einer solchen Veranlagung vermehrt ausgeschüttet wurden. An dieser Stelle setzten auch die sogenannten Neuroleptika an, also die Einnahme bunter Pillen, die die vermehrte Ausschüttung der Botenstoffe unterbanden und dafür sorgten, dass psychotische Symptome wieder abklangen.

3.6. Die Helfer

Die ganze Sache war mir peinlich und unangenehm vor meinen Freunden und allen Beteiligten. Zwar waren die Ärzte zurückhaltend mit einer abschließenden Diagnose, da es sich um eine erste Psychose handelte, aber ich kannte die Krankheit von meinem Vater gut genug, um zu wissen, dass es etwas war, was man bei

Wiederkehr als eine paranoide Schizophrenie bezeichnete. Ein paar Jahre war es erst her, dass ich meinen Eltern und Freunden anvertraut hatte, dass ich schwul sei. Nun war ich ein schwuler, schizophrener Psychotiker. Ein zweites Coming-out stand mir bevor. Etwas zu viel Randgruppe, dachte ich mir. Immerhin musste ich nicht in der Psychiatrie bleiben.

Abgesehen von den Arztbesuchen, bei denen mich jemand begleitete, war es einige Tage später das erste Mal seit Beginn der Psychose, dass ich meinen Kiez verließ. Ich traf Freunde am Ku'damm. Die Bahnfahrt verlief unkompliziert. Es gab keine komischen Gedanken oder besonderen Vorkommnisse. Doch vor Ort angekommen gingen wir in ein Kaufhaus. Während meine Freunde nach Klamotten stöberten, wurde mir die Menschenmenge zu viel. Ich flüchtete in eine Umkleide, wo mir der Gedanke kam, dass ich dort sterben müsste und zu einer Salzsäule erstarren sollte. Nachdem ich nach mehreren Minuten, die ich ausharrte, immer noch lebte und mich anscheinend auch nicht in Salz verwandelt hatte, lief ich verwirrt und schluchzend an der Masse vorbei aus dem Kaufhaus, bis ich in einer ruhigen Seitenstraße eine Bank fand. Shopping und Psychose schienen keine gute Kombination zu sein.

Sieben Personen waren es, die sich in den letzten Tagen und Wochen um mich gekümmert hatten. Wir saßen um eine große Tischplatte versammelt auf dem Boden, aßen und tranken. Ich war unfassbar froh, dass sie mir einen Klinikaufenthalt erspart hatten. Das

Stimmengewirr erzeugte jedoch Stress. Ich fühlte mich angespannt. Um mich abzulenken, schaute sich Johanna mit mir Fotos auf meinem Computer an und ließ sie sich beschreiben. Langsam begannen die Medikamente, die ich von Frau Doktor Tüdelüt bekommen hatte, zu wirken, und die wahnhaften Gedanken ließen ein wenig nach. Mittlerweile war ich fast ein bisschen froh darüber, dass die Krankheit endlich ausgebrochen war. Das ungewisse Warten und Mutmaßen, wie es wohl wäre an einer Psychose zu erkranken, hatte nun ein Ende. Ich wusste nun, womit ich es zu tun hatte, und musste keine weitere Energie darauf verschwenden, mir ständig Gedanken darüber zu machen, ob es mich treffen würde oder nicht.

Dauernd war jemand bei mir. Es war ein bisschen so, als wären meine Freunde ambulante Pflegehelfer. Meine Angst vor einem Coming-out als Psychotiker war zumindest in Bezug auf sie völlig unbegründet. Sie halfen mir und unterstützten mich, wo es nur ging. Schließlich fragte ich sie: »Was macht ihr eigentlich sonst den ganzen Tag, dass ihr so viel Zeit habt, euch um mich zu kümmern?« Es war mir ein Rätsel.

Bevor die allererste Psychose auf mich wartete, sich geradezu lauernd anschlich, hatte ich mir in einer kleinen Buchhandlung einen Band von Peter Sloterdijks *Sphären*-Trilogie gekauft, den ich beim Stöbern entdeckt hatte. Die Titel *Blasen* und *Schäume* waren wunderbar. Ich erfuhr viel über negative Gynäkologie, Schaumdeutung und Rezepte für Mutterkuchen von Hildegard von Bingen. Eine Freundin machte schließlich dieses Buch mitverantwortlich für meine aufkommende Psychose. Die wahnhaften Gedanken hatten zwar schon deutlich nachgelassen, aber noch immer kamen mir merkwürdige Ideen in den Sinn. Unter anderem beschloss ich, eine kleine Bücherverbrennung zu veranstalten. Jeder nahm ein Buch mit, das er zu verbrennen bereit war. Ich brachte es jedoch nicht übers Herz, das ganze Buch zu verbrennen, und hatte mir einige Kapitel zuvor rausgerissen.

3.7. Politischer Wahnsinn

Nachdem einige Tage später derart merkwürdige Ideen ausblieben und die wahnhaften Gedanken ganz abgeklungen waren, war mir die kleine Bücherverbrennung peinlich, und so ging ich in eine Buchhandlung und kaufte mir, sozusagen als Wiedergutmachung, einige Bücher über Psychiatriegeschichte. Als ich jetzt von Begriffen wie *Der gute Tod*, *Rassenhygiene*, *Vernichtung lebensunwerten Lebens* und *minderwertige Ballastexistenzen* las, die, wie unschwer zu erkennen, die systematische Tötung im Rahmen der sogenannten Euthanasie zu beschreiben versuchten, kam ich mir mit meiner pseudoironischen Bücherverbrennung reichlich blöd vor.

Während es zu Beginn der nationalsozialistischen Diktatur ab dem Jahr 1934 bereits zu Massensterilisierungen kam, folgte in den Jahren 1940/41, was als »Aktion T4« in die Geschichte eingehen sollte. Der Name T4 wies auf die Berliner Tiergartenstraße Nr. 4 hin, wo die »Mordbehörde« residierte und die »Todesbürokratie« ihren Lauf nahm. Dabei wurden circa siebzigtausend Menschen, vor allem als schizophren, »schwachsinnig« oder epileptisch Diagnostizierte, systematisch getötet. Es traf dabei vor allem langzeithospitalisierte, pflegebedürftige und arbeitsunfähige Patienten.

In einem zutiefst bürokratischen Prozess wurde, aufgrund ebendieser Faktoren, eine Beurteilung vorgenommen, und es folgten Sammeltransporte, von den jeweiligen Kliniken aus, in eine der sechs dafür eingerichteten Vergasungsanstalten. Anschließend wurden an die Hinterbliebenen sogenannte »Trostbriefe« mit einer gefälschten Todesursache sowie eine Urne mit den sterblichen Überresten geschickt.

Womöglich führten auch die Proteste innerhalb der Bevölkerung dazu, dass nach 1941 diese systematischen Tötungen durch Vergasung eingestellt wurden und es stattdessen zu einer dezentralen Weiterführung der Tötungen, etwa durch Hungerkost und Medikamente, bis zum Jahr 1945 kam. Mittlerweile erinnerte ein zentraler Gedenk- und Informationsort an der ehemaligen Tiergartenstraße 4 an die Opfer.

Ich hatte mir gerade erst zusammen mit Tobias die Theaterfassung von *1984* von George Orwell angesehen. Daran erinnerte ich mich nun sehr deutlich, denn es war eine einzige Warnung vor dem destruktiven

Wahnsinn, der die Gesellschaft überkommen kann, wenn eine totalitäre Regierung die Macht in einem Staat ergreift. Das Stück zeigte die Zerstörung von Kultur und die Unfähigkeit der Personen zu freiem Denken in einem derartigen Kontext. Die Abschaffung von Privatsphäre sowie das Ende von freiheitlichem Bewusstsein führten hier zur Ausbreitung des Wahnsinns.

Der totale Staat herrschte durch die Abschaffung der Sprache, wie wir sie kennen und für logisch erachten. Die von der diktatorischen Regierung eingeführte Sprache »Neusprech« zensierte dabei die Gedanken ihrer Sprecher und verkehrte den Sinn der Worte in ihr paradoxes Gegenteil mit dem Konzept des sogenannten »Doppeldenk«. Krieg bedeutete demnach Frieden und umgekehrt. Sprache und Dinge verloren somit jeglichen Sinn.

Ein weiteres wichtiges Thema war die Paranoia der Hauptfigur, also eines geläufigen Symptoms einer psychotischen Episode, die durch die hier tatsächlich vorhandene Dauerüberwachung des großen Bruders und die sogenannte Gedankenpolizei hervorgerufen wurde. Somit hatte sie, im Unterschied zu einer typisch schizophrenen Paranoia, eine reale Grundlage. Freundschaften, Liebe sowie soziale Beziehungen generell wurden unmöglich.

Im Unterschied zur positiv besetzten, kreativen und künstlerischen Verrücktheit handelte es sich hier um eine zutiefst unmenschliche Form von Wahnsinn, die als Warnung an jeden Bürger verstanden werden konnte, demokratische Werte, wie freie Meinungsäußerung, zu achten und zu schützen, verbunden mit dem Hinweis, wie schnell die Zukunft und das funktionierende Zusammenleben einer Gesellschaft entgleiten konnte. Wahrheit gab es in der Orwell'schen Dystopie nicht mehr. Mit der Debatte um den Erfolg von sogenanntem postfaktischem Denken zeigte sich die Aktualität dieses Themas in aller Deutlichkeit.

3.8. Eine uralte Krankheit

Ich beschloss, noch einmal ganz von vorne anzufangen. Und wie eigentlich immer empfahl es sich, einen Blick auf die alten Griechen zu werfen. Es ging um Hippokrates, der davon ausging, dass Geisteskrankheiten natürliche Ursachen hatten, also größtenteils Krankheiten des Gehirns seien, und sich damit gegen den Volksglauben stellte, der besagte, dass es sich um böse Mächte und Besessenheit von Göttern handelte. Es scheint so, als hätte es in der Antike bereits eine überraschend moderne Auffassung von psychischen Krankheiten gegeben, wenn man auch noch versuchte, diese durch ein Ungleichgewicht von Körpersäften zu erklären, etwa einem übermäßigen Vorhandensein von schwarzer Galle, und kein System psychiatrischer Krankheit existierte. Immerhin entstanden in dieser Zeit bereits Begriffe wie *insania*, *mania* und *melancholia*, die voneinander unterschieden wurden.

Es gab erste Ansätze der Musiktherapie, die Emotionen wecken und dem Patienten die Möglichkeit des Abreagierens bieten sollte. Man versuchte sich an einer Heilung durch Diät und gymnastische Übungen sowie Schaukeln, Massagen, Schach, Spazieren, Lesen und Gespräche. Dies alles gehörte demzufolge zur Therapie. Die Griechen schienen recht facettenreich zu sein, dachte ich, denn auf der einen Seite war die Rede vom »heilsamen Schmerz« und von Fesselungen, Folter und Auspeitschen, auf der anderen Seite machte sich jemand anderes für den gewaltlosen Umgang stark und wandte sich gegen eine solche Behandlung. Auch Wegbereiter der modernen Psychotherapie gab es bereits.

Im Mittelalter hingegen dominierte die Vorstellung, dass es sich bei psychischen Krankheiten um einen göttlichen Plan handelte. So stand erst einmal die Versorgung durch Mönche im Vordergrund. Zeitgleich wurden im Orient die ersten Krankenhäuser mit Abteilungen für Geisteskrankheiten gegründet. Im frühen Islam ging es um Mitleid und Toleranz. So gab es bereits pharmakologische Behandlungen und psychotherapeutische Methoden, die zum Einsatz kamen. Im Spätmittelalter war hingegen der Glaube an Exorzismus verbreitet. Doch auch noch zu Zeiten der Renaissance kam es zur sogenannten Hexenhysterie und der allseits bekannten Inquisition. Störende Kranke wurden in Gefängnissen untergebracht. Im 18. Jahrhundert entstanden schließlich die sogenannten Narrentürme und Tollhäuser als psychiatrische Einrichtungen.

So stolperte ich durch die Jahrhunderte und die Kulturen.

3.9. Die Gnade der späten Geburt

Ich konnte ein Gähnen nicht unterdrücken. Das klang alles sehr weit weg von mir und meinen Erlebnissen. Jedenfalls konnte ich weder mit diesen antiken noch mittelalterlichen Praktiken viel anfangen. Dennoch war ich erstaunt, dass diese Krankheit bereits so viele Jahre auf dem Buckel hatte. Ich schnappte mir ein zweites Buch, in dem es um neuere Geschichte gehen sollte. Nicht nur bezogen auf den Faschismus kam ich schnell zu dem Schluss, dass man in meinem Fall wohl von der Gnade der späten Geburt sprechen konnte. Über lange Zeit schien es in der Geschichte darum zu gehen, nicht erwünschte Personen unter unwürdigsten Bedingungen wegzusperren und zu verwahren, anstatt ihnen zu helfen und sie zu therapieren. Später entstanden schließlich sogenannte Heilanstalten, wobei sich damals zwei widerstrebende Lager gegenüberstanden. Auf der einen Seite gab es die Vorstellung, dass es sich bei Geisteskrankheiten wirklich um Störungen der Seele handelte. Dem entgegen stand die These, dass psychische aus körperlichen Krankheiten folgten und somit somatische Ursachen hatten. Diese zweite Seite konnte sich schließlich durchsetzen mit der Annahme, dass psychische Krankheiten Gehirnkrankheiten waren.

Häufig waren Patienten zu dieser Zeit lediglich eine Art Krankenmaterial, denn es ging nicht um Heilung des Einzelnen, sondern vielmehr um langfristige Forschung. Hier tauchte zum ersten Mal der Begriff *dementia praecox* auf, also eine bereits recht früh auftretende, nicht heilbare Krankheit, sodass diese Diagnose zu einem sozialen Todesurteil wurde. Einige Jahre später entstand die Bezeichnung Schizophrenie, wobei man davon ausging, dass diese Krankheit durchaus einen positiven Verlauf nehmen könnte.

Schließlich gab es in den 1950er Jahren eine große Veränderung durch die Entdeckung hochwirksamer Medikamente, die stark sedierend wirkten. Anstatt Brechmitteln, Gegenerkrankungen, künstlichen Fiebers, glühenden Eisens, Quecksilbersalbe und anderer haarsträubender Therapieversuche hatte man nun ein Mittel gefunden, das zu wirken schien. Die starken Nebenwirkungen wurden allerdings nicht ausreichend wahrgenommen. In jedem Fall führte diese Entdeckung zu einer deutlich geringeren Dauer eines Psychiatrieaufenthaltes.

Heutzutage setzt man nicht nur einseitig auf Medikamente, sondern auf Therapie, vor allem in lokalen und kleineren Psychiatrien, statt einer Unterbringung in großen Häusern, in denen Patienten oft nur verwahrt wurden, so wie mein Vater es bei seinen ersten Klinikaufenthalten noch miterlebt hatte. Neben der medikamentösen Therapie kamen außerdem zahlreiche weitere Therapieformen zum Einsatz. All diese Informationen wurden mir bald zu viel. Ich wollte das Thema am liebsten beiseiteschieben. Also packte ich die Bücher in die hinterste Ecke meines Regals, sodass Besucher sie nicht sehen konnten.

3.10. Depression

In den Monaten nach meiner Erkrankung nahm ich das Medikament Risperdal, das man mir verschrieben hatte, weiterhin ein. Die Nebenwirkungen führten dazu, dass ich mich matt und antriebslos fühlte. Man könnte es auch als eine »Alles-ein-bisschen-egal-Stimmung« beschreiben. Dazu kam, dass ich zugenommen hatte, was mich sehr störte. Außerdem war ich Single und hatte durch mein sinkendes Selbstwertgefühl, was durch die Gewichtszunahme verursacht wurde, nicht die Hoffnung, daran etwas zu ändern. Eine andere Nebenwirkung war nämlich das extreme Nachlassen des Sexualtriebes. Durch die »Alles-ein-bisschen-egal-Stimmung« hatte ich auch nicht den Antrieb, auf einen Medikamentenwechsel zu bestehen oder auch nur die Idee im Kopf, dass dies möglich sein könnte. Eine weitere potenzielle Nebenwirkung, die Frau Doktor Tüdelüt erwähnt hatte, war das Auftreten einer Depression. So kam es dann tatsächlich.

Ich konnte mich noch gut daran erinnern, wie

sediert mein Vater häufig auf dem Sofa gesessen hatte, nachdem er aus dem Krankenhaus entlassen worden war. Er war in diesen Phasen kaum ansprechbar und schien zu nichts mehr Lust zu haben. Diese Anflüge einer Depression oder zumindest einer Antriebsschwäche kannte ich nun auch aus eigener Erfahrung. Ich war mir sicher, dass es die Medikamente waren, die für meinen Zustand verantwortlich waren. Laut Frau Doktor Tüdelüt hingegen waren es die Spätfolgen der Psychose. Sie war sichtlich bemüht, in keiner Weise ein negatives Wort über das Risperdal zu verlieren, das ich einnahm. Doch ich war nicht mehr die gleiche Person.

Tobias und ich saßen im Café und schauten aus dem Fenster. Ich weinte, hatte jegliche Freude am Leben verloren. Es war eine von drei bis vier Stunden am Tag, in der ich wach war. Dass ich es aus dem Haus geschafft hatte, war eine regelrechte Überraschung. So ging das jetzt schon seit Wochen. Ich wollte auch Frau Doktor Tüdelüt nicht mehr sehen, die mir immer wieder sagte, dass ich meine Medikamente über Jahre hinweg konstant weiter einnehmen müsse. Vielleicht war es nur ein einmaliges Auftreten dieser Krankheit. Schließlich setzte ich das Medikament eigenmächtig ab. Prompt hatte ich wieder mehr Energie, und die Depression verschwand. Ich ging regelmäßig laufen und fühlte mich wesentlich aktiver. Es schien die richtige Entscheidung gewesen zu sein. Die Bücher über Psychiatriegeschichte landeten bald im Altpapier.

3.11. A Beautiful Mind

Dennoch war ich neugierig, aus sicherer Distanz etwas mehr über die Krankheit zu erfahren. Daher sah ich mir ein paar Filme an. Ich wollte etwas sehen, das mir Mut machte, dass es wirklich bei dieser einen Psychose bleiben würde. Mein Vater mit seinem chronischen Krankheitsverlauf taugte nicht recht als eine derartig ermunternde Vorbildfunktion. Ich landete also bei dem Film *A Beautiful Mind.* Mit einer Riesenportion Eiscreme und in eine Decke eingewickelt verfolgte ich die Geschichte von John Nash, einem jungen Außenseiter aus der Provinz, der Ende der 1940er Jahre zum Mathematikstudium nach Princeton kam.

Irgendwie wollte der Funken nicht recht überspringen bei dieser klischeehaften Erzählung eines paranoid schizophrenen Menschen zwischen Genie und Wahn, der in diesem Film zunächst dem Glauben an Verschwörungstheorien verfiel, jedoch aus eigener Kraft und mit Hilfe seiner liebenden Frau gesundete und schließlich den Nobelpreis für Wirtschaftswissenschaften erhielt. Bei der Preisverleihung hielt er eine pathetische Rede über die Akzeptanz von psychisch Kranken und die heilende Kraft der Liebe. Meine eigene Erfahrung mit der Krankheit bei mir und meinem Vater war doch wesentlich weniger glamourös. Ich traute dem Braten also nicht und versuchte, etwas zur wahren Geschichte von John Nash herauszufinden. Im *Guardian* konnte ich lesen, dass sich in der Realität seine Frau von ihm hatte scheiden lassen.

Nicht thematisiert wurden im Film außerdem seine homosexuellen Neigungen. Die angesprochene Akzeptanzrede bei der Preisverleihung hatte in Wahrheit auch nicht stattgefunden, und die Überzeugung, durch bloßen Willen von einer Schizophrenie zu gesunden, hielt ich ebenfalls für fragwürdig bis gefährlich.

Immerhin war es trotz allem einer von sehr wenigen erfolgreichen Filmen, in dem ein Schizophrener zur Identifikationsfigur wurde, der als Vorbild für andere Betroffene dienen konnte, und es gelang, die Innenansicht einer Psychose recht anschaulich zu vermitteln.

Während ich mit dem Löffel nach den letzten Resten Eiscreme kratzte, dachte ich darüber nach, wie es wohl mit mir selbst weitergehen würde. Ich wusste es nicht so recht. Nach dem bestandenen Abitur hatte ich große Ideen und Vorstellungen, wie aufregend mein Leben verlaufen und welch tolle Karriere ich einmal machen würde. Es sollte etwas Weltbewegendes werden. Nun, einige Jahre später, musste ich mir eingestehen, dass mein Leben in eine ganz andere Richtung ging. Ich hatte noch immer kein abgeschlossenes Studium, weder einen Plan, was ich dann einmal damit machen wollte, noch konnte ich mir vorstellen, mich mein Leben lang einem langweiligen Job zu verschreiben. Hinzu kam jetzt auch noch diese ganze Psychonummer. Fakt war, dass meine großartige Selbsteinschätzung einen empfindlichen Kratzer bekommen hatte.

3.12. Das Coming-out

Als ich wenig später meinen Vater besuchte, machte ich ernst mit meinem zweiten Coming-out. Ich berichtete ihm von meiner zurückliegenden Psychose. Mein schwules Coming-out war schon schwierig gewesen, aber ihm jetzt auch noch von einer Psychose zu berichten, war noch merkwürdiger. Er nahm die Nachricht von meiner zurückliegenden Episode gelassener auf, als ich gedacht hatte, und wurde auch nicht selbst psychotisch. Im Gegenteil, er reagierter gefasst, blieb ruhig und auch in den Wochen danach stabil. Ein wenig pathetisch bedankte er sich bei mir für mein Vertrauen. Uns verband diese komische Krankheit von nun an noch mehr. Ich gab mir jetzt auch mehr Mühe zu verstehen, dass Dinge die früher schiefgelaufen waren, für ihn auch sehr schwierig gewesen sein mussten. Als er in den kommenden Wochen wie gewohnt dienstagabends anrief, ging ich ans Telefon. Zwar hatte er nicht viel zu berichten, aber es war ab jetzt in Ordnung für mich, mir anzuhören, was er am jeweiligen Tag zu Mittag gegessen hatte oder wo er spazieren gegangen war. Meiner Mutter, die mir näherstand, konnte ich mich nicht anvertrauen, es wäre zu viel in ihrer Situation gewesen.

4. Willkommen in der Anstalt

4.1. Der Anruf

Es war halb eins in einer gewöhnlichen Samstagnacht. Ich hatte mich gerade verabredet, um Tobias in einem Club zu treffen, und drehte die Musik auf. Während ich überlegte, welches Shirt ich anziehen sollte, klingelte das Telefon. Am anderen Ende der Leitung hörte ich nur ein hektisches Atmen, als hätte sich jemand verausgabt. Es musste mein Vater sein, der aber nichts sagte. Ich begann, in ruhigem Ton auf ihn einzureden. Nach einer Weile hörte ich wirklich seine Stimme. Er schien verwirrt zu sein, und noch immer atmete er schwer. »Geh doch mal in die Küche und trink ein Glas Wasser«, schlug ich vor.

»Ist gut«, antwortete er schließlich nach einer halben Ewigkeit. Dann hörte ich wieder ein paar Minuten nichts, bis er murmelte: »Da ist nur Milch. Ich trinke jetzt Milch.« Gut, dann eben Milch.

»Wie wäre es, wenn du ein paar Sachen packst und ein Taxi zum Krankenhaus nimmst?«, schlug ich vor.

»Ich will nicht ins Krankenhaus«, sagte er trotzig.

»Wann hast du zum letzten Mal die Tabletten genommen?«, wollte ich wissen.

Er schwieg. »Vorgestern«, hörte ich ihn schließlich nach einer Weile kleinlaut antworten.

Ich wusste, dass er log. So wie er klang, hatte er die Medikamente bereits vor einer ganzen Weile abgesetzt. Nachdem ich weiter beruhigend auf ihn einredete und schließlich überzeugte, dass es gut sei, einige Sachen zu packen, legte ich auf und rief bei meiner Schwester an.

Sie kannte diese Situationen zur Genüge. Da sie noch immer im gleichen Ort wie er lebte, hatte sie unseren Vater bereits unzählige Male derart erlebt. Als sie den Hörer abnahm, klang sie verschlafen. Sie musste schon zu Bett gegangen sein. Als ich ihr schilderte, was passiert war, fuhr sie mich an. Bereits gestern hätte ihr Mann versucht, ihn ins Krankenhaus zu bringen, nachdem er sich merkwürdig verhalten hatte. Als mein Schwager aber an der Wohnungstür klingelte, hatte unser Vater nicht aufgemacht und sich geweigert, aus der Wohnung zu kommen. Die letzten Nächte hatte er immer wieder bei ihr angerufen und zusammenhanglose Dinge erzählt. Sie konnte und wollte sich nicht mehr darum kümmern. Aus mehr als vierhundert Kilometern Entfernung, also einer sicheren Distanz, fragte ich sie, ob ihr Mann nicht noch einmal vorbeifahren könnte. Meine Entscheidung, aus unserer Heimatstadt wegzuziehen, bereute ich wirklich nicht.

Wenig später entschied ich mich für ein schwarzes

T-Shirt und ging aus dem Haus. Mit meiner Schwester wollte ich nicht tauschen, dachte ich, während ich mit schlechtem Gewissen in die U-Bahn stieg.

4.2. Die Nachricht

Ein paar Tage später telefonierte ich erneut mit meiner Schwester. Diesmal rief sie mich an. Während ich noch überlegte, welche Neuigkeiten sie wohl von unserem Vater berichten wollte, erwähnte sie, dass ihr Anruf einen anderen Grund hatte. Die Nachricht traf mich wie ein Schlag. Es waren zwar nur knappe Worte, aber die hatten es in sich. Ich klammerte mich an den Telefonhörer, obwohl meine Schwester das Gespräch bereits beendet hatte. Sie hatte mir soeben verkündet, dass man bei unserer Mutter einen weiteren Tumor gefunden hatte, der operativ nicht mehr zu entfernen war. Der Krebs hatte gestreut und sich in ihrem ganzen Körper ausgebreitet.

Ich war zwar allein in meiner Wohnung, aber etwas hinderte mich daran, mich gehen zu lassen. Ich schloss mich also in meinem kleinen Badezimmer ein und heulte los, bis ich mich auf dem Boden krümmte. Die Möglichkeit, dass es in dieser Hinsicht kein Happy End geben könnte, hatte ich nie in Erwägung gezogen. Auch wenn es im Verlauf der letzten anderthalb Jahre nicht gut ausgesehen hatte, war mir immer klar gewesen, dass sie wieder gesund werden würde oder werden musste. In letzter Zeit war ich nur selten bei ihr zu Besuch gewesen. Seit der Diagnose war ich dieser Krankheit aus dem Weg gegangen und ließ die Gedanken daran nicht zu. Eine Zeit lang war ich nicht in der Lage gewesen, ans Telefon zu gehen, wenn meine Mutter anrief. Anstatt ihr beizustehen, ignorierte ich die Existenz der Krankheit und somit auch sie.

Ich merkte nun, dass ich mich wie ein Kind verhalten hatte, dass die Augen schloss, um nicht gesehen zu werden. Der Trick hatte schon damals nicht funktioniert.

Am nächsten Tag packte ich meine Sachen, fuhr in meine Heimatstadt und zog wieder in das Haus ein, das ich nach dem Abitur so zielstrebig verlassen hatte. Meine Wohnung in Berlin war untervermietet, um ein bisschen Geld zu sparen. Ich war weit weg von der Stadt, in der ich mich mittlerweile zu Hause fühlte.

4.3. Von Klinik zu Klinik

Es war Sommer, und wir befanden uns an einem wenig idyllischen Ort. Meine Mutter war an einen Tropf angeschlossen. Es war der Garten der Uniklinik, in der sie die Diagnose der Unheilbarkeit erhalten hatte. Man konnte die ganze Situation lediglich noch mit einer unangenehmen Chemotherapie etwas weiter hinauszögern. Ich musste sie stützen, als sie sich runterbeugte zum Unkraut. Wenn sie in den Urlaub fuhr, hatte sie früher immer vor dem Rückflug ein paar Ableger von Pflanzen in ihren Koffer geschmuggelt und anschließend bei uns im Garten eingepflanzt, fiel mir nun ein. Meine Schwester und ich machten uns gerne lustig über ihre Vorlieben für Strelizien und Oleander. Nun hatte sie also dieses Unkraut entdeckt. Es hieß »Kräutchen rühr mich nicht an«. Diesen und zahlreiche andere merkwürdige Pflanzennamen hatte mir meine Mutter als Kind beigebracht. »Kräutchen rühr mich nicht an« mochte sie besonders. Wenn man den Finger an eine Knospe hielt, explodierte diese, und die Samen flogen in alle Richtungen. Man musste nur abwarten, bis die Knospen reif genug waren.

Die Klinik bestand aus zwei riesigen runden Türmen. Während ich meine Mutter stützte, blickte ich hinauf und scheiterte daran, mir vorzustellen, wie viele Menschen sich hinter den getönten Glasscheiben auf den einzelnen Stockwerken wohl befanden. Es waren eindeutig zu viele. Bevor mir schwindelig wurde, sah ich meiner Mutter nun zu, wie sie ihren Finger an die Knospen hielt. Doch nichts geschah. Das Kräutchen wollte einfach nicht explodieren. »Ist zu früh«, bemerkte sie. »Wenn der Sommer vorbei ist, dann funktioniert der Trick.« Wir gingen zurück in einen der beiden Türme, wo sich ihr Zimmer befand. Die optimistische Zimmernachbarin, die mir einige Tage zuvor noch erzählt hatte, wie sie gegen diese »Scheißkrankheit« kämpfen wollte, war nicht mehr da. Ich fragte nicht, was aus ihr geworden war. In dem Bett lag nun eine ältere Frau, die nicht mehr allein essen konnte. Es schien allerdings niemanden zu interessieren. Das volle Tablett wurde wieder abgeräumt. Ich verabschiedete mich für heute, fuhr in dem sterilen Lift nach unten und stieg in das kleine Auto ein. Bevor ich losfuhr, atmete ich tief durch, drehte die Musik auf und sang laut mit, während ich energisch auf das Gaspedal drückte. Im Rückspiegel sah ich noch die runden Türme, wie sie langsam kleiner wurden.

Eine Stunde später hatte ich das nächste Krankenhaus erreicht. Es war die Klapsmühle, in der sich mein Vater derzeit befand. Unangenehm war, dass Frau Gehrke an der Anmeldung saß. Mit ihrem Sohn war ich zur Schule gegangen, und wir hatten als Kinder oft zusammen gespielt. Für Frau Gehrke schien an der Situation nichts Außergewöhnliches zu sein. Sie plauderte ein wenig mit mir und merkte nicht, dass es mir peinlich war, meinen Vater an diesem Ort zu besuchen. Es war eine schwere Tür, die für mich aufgeschlossen wurde. Mein Vater kam mir entgegen. Er schien sich über den Besuch zu freuen. Er hatte Mist gebaut, sagte er immer wieder. Mal wieder die Tabletten abgesetzt. Schon bald durfte er aber mit einem Pfleger zu seiner Wohnung gehen und ein paar Kleidungsstücke holen. In der Woche darauf hätte er dann womöglich schon Ausgang und könnte allein spazieren gehen. Er freute sich über seine Fortschritte.

»Aha«, sagte ich und sah zu Boden. Meine Anteilnahme für den heutigen Tag hatte sich bereits erschöpft. Gegen die runden Türme war das hier doch eine sich ständig wiederholende Lappalie. Nach nicht allzu vielen Minuten verließ ich auch dieses Krankenhaus wieder.

4.4. Das Hospiz

Meine Mutter beendete die anstrengende Chemotherapie kurz darauf auf eigenen Wunsch und kam nach Hause. Nach einer Woche, in der wir versuchten, sie zu pflegen, waren alle Beteiligten mit den Nerven am Ende, inklusive ihr selbst. Gemeinsam entschieden wir uns für ein Hospiz. Neben der Zeit, die ich dort mit ihr verbrachte, blieb wenig Abwechslung, denn all meine Freunde hatten es mir gleichgetan und waren ebenfalls zum Studium weggezogen. Ich besuchte meine Mutter nun täglich, wollte die Zeit, die ich seit meinem Auszug verloren hatte, nachholen. Es wurde langsam Herbst, und wir alle warteten auf das Ende, auch wenn es niemand aussprach.

Mein Alltag bestand darin, zu frühstücken und die *SZ* zu lesen, die ich umbestellt hatte. Es war Wahlkampf, und es sah so aus, als würde Schröders SPD abgewählt werden. Dann ging ich joggen und hörte dabei Musik. Anschließend folgte die Fahrt ins Hospiz. Wenn meine Mutter schlief, las ich dort ein bisschen Houellebecq. Das machte die Situation nicht gerade besser, stellte ich fest. An manchen Tagen besuchte ich danach noch meinen Vater, der wieder aus der Klinik entlassen worden war. Mir fiel nicht allzu viel ein, worüber ich mit ihm hätte sprechen können. So schielte ich beständig auf die Wanduhr, während er mir einen Pott Kaffee einschenkte. Nach einer knappen Stunde war ich froh, wieder ins Auto steigen zu können.

Zu Hause angekommen sah ich mir eine Folge *Spongebob* an. Diese merkwürdigen Figuren passten perfekt in meinen surrealen neuen Alltag. Anschließend setzte ich mich mit dem Mann meiner Mutter in den Garten, und wir tranken ein Bier zusammen. Als ich auf mein Zimmer ging, trank er noch lange weiter. Nach ein paar Wochen hatte ich mich seinem Alkoholkonsum bereits angepasst.

4.5. Es geht wieder los

Meine Tante verdiente sich zu ihrer Rente ein paar Euro dazu, indem sie einmal pro Woche bei uns putzte.

»Warst du nicht gerade erst bei uns?«, wunderte ich mich, als ich sie wiedersah.

»Das war doch letzte Woche«, antwortete sie. Bevor ich fragen konnte, welcher Tag heute sei, erklärte sie mir, dass es schon wieder Mittwoch sei. Meine Laufschuhe standen noch immer in der gleichen Ecke, in die sie meine Tante bei ihrem letzten Besuch gestellt hatte. Sie lächelte mich an: »Bevor du zu Mama fährst, willst du nicht mal wieder laufen gehen?«

Der Hinweis, dass ich schon ewig nicht mehr joggen war, brachte mich aus dem Konzept. Was war aus meinem Trainingsplan geworden, den ich penibel ausgetüftelt hatte?

Mein Blick fiel auf die leeren Bierflaschen vom Vorabend, die auf der Fensterbank standen. So wie sie dort standen, waren sie vom Mann meiner Mutter arrangiert worden. Es musste eine Geheimsprache sein, die Handwerker in ihrer Ausbildung lernen mussten, eine Art Freimaurer-Ritual. Ich war nicht in der Lage, es zu entschlüsseln, stellte aber zwei Flaschen etwas weiter nach hinten, sodass er sehen konnte, dass ich von der Geheimsprache wusste. Meine Tante hatte ihre Arbeit gewissenhaft erledigt und verabschiedete sich wieder.

Wie schon bei meiner ersten Episode spielte ich nun viel und laut Klavier. Diesmal improvisierte ich und dachte mir höchst raffinierte Kompositionen aus, wie ich fand. Nach einer Weile klappte ich das Klavier zu und sah aus dem Fenster. Ich realisierte langsam, dass ich der erste Mensch war. Die Welt war noch von Dinosauriern bevölkert, und es würde eine endlose Zeit dauern, darauf zu warten, bis die anderen Menschen auftauchten und die Saurier ausgestorben waren. Außerdem musste ich vorsichtig sein, da sich neben den Sauriern andere wilde Tiere auf den Straßen tummelten. Wer all die Gebäude erbaut hatte, wenn ich doch der erste Mensch war, wusste ich nicht. Die Frage stellte sich auch nicht. Ich ging in den Garten.

Da stand sie, diese hässliche Hundefigur, die einen Terrier darstellen sollte, mitten im Garten auf einem künstlichen Brunnen. Als einziger Mensch auf Erden konnte ich tun und lassen, was ich wollte. Ich schnappte mir die Figur und zertrümmerte sie mit aller Kraft auf dem Terrassenboden. Unser echter Hund schaute mich komisch an. Wenig später kam der Mann meiner Mutter mit einem Besucher in den Garten. Meine Theorie vom menschenlosen Zeitalter der Dinosaurier war widerlegt, und ich kehrte die Scherben zusammen.

Zurück auf meinem Zimmer war ich überzeugt, dass es sich um kein gewöhnliches Tier handelte, als eine Fliege vor meinem Gesicht umherflog. Es war klar, dass jemand eine Minidrohne zu mir gesteuert hatte, um mich auszuspionieren. Ihre Augen waren in Wahrheit Kameras, und ich wurde gefilmt. Aufgrund des Zustandes meiner Mutter hatte ich außerdem zum ersten Mal in meinem Leben Interesse an der Bibel entwickelt. Als ich darin herumblätterte, war ich gleich bei der Offenbarung gelandet, was meinen merkwürdigen Zustand noch verstärkte.

Jemand rief nach mir. Ich ging nach unten. Neben dem Mann meiner Mutter saßen meine Schwester und ihr Mann in der Küche. Sie wollten wissen, was mit mir los sei, da ich mich merkwürdig benommen hätte in den vergangenen Tagen. Mir war nicht klar, was sie meinten. Schließlich fuhr mein Schwager mit mir in ein Café, wo er mir einen langen Monolog hielt. Ich wusste nicht, was ich sagen sollte. Meine Gedanken waren zu weit weg und zu wirr, um zu verstehen, dass man sich Sorgen um mich machte. Er fuhr mich zurück. Es war schon dunkel geworden. Auf dem Rückweg beharrte ich darauf, ein paar Hundert Meter vom Haus entfernt aus dem Auto zu steigen, da ich noch ein Stück laufen wollte.

4.6. Wahn

Nachdem ich stundenlang im Kreis geirrt war, hatte ich eine Eingebung. Mein Geld und meine Haustürschlüssel legte ich unter einen Stein, mein Handy musste auf der Fensterbank eines Hauses platziert werden. Ohne den Ballast weltlicher Besitztümer lief ich weiter, bis ich an einem Vorgarten ankam. Ich sah mir das Blumenbeet an und musste lachen. Diese Pflanzen sahen zum Schreien komisch aus. Nach einer Weile ging ich weiter, denn ich hörte Geräusche, die aus einem Gully zu kommen schienen. Jemand wollte sich wohl mit mir unterhalten. Ich hielt mein Ohr ganz nah an das Loch im Deckel, doch so sehr ich mich auch bemühte, konnte ich die Bedeutung der Geräusche nicht verstehen. Die Kommunikation durch den Gullydeckel wurde nach einer Weile recht eintönig. Es mussten weitere Stunden vergangen sein. Mir war kalt, und ich fing an zu zittern. Daher machte ich mich schließlich auf den Weg nach Hause.

Da ich meine Schlüssel und mein Telefon entsorgt hatte, konnte ich nun nicht mehr so einfach ins Haus. Auf die Idee zu klingeln kam ich nicht. Ich merkte, dass ich weiterhin zitterte. Neben dem Haus war eine Wiese, auf die ich zusteuerte. Dort angekommen ging das Zittern erst so richtig los. Es war ein regelrechter Schüttelanfall, wesentlich stärker als der, den ich schon einmal kurz vor meinem Umzug erlebt hatte. Nach und nach verlor ich die Kontrolle über meinen Körper. Meine Augen mussten ins Licht schauen. Es war mitten in der Nacht, und es gab nur ein paar Laternen und die Sterne, die leuchteten. Wie ein Tennisfan schaute ich von der einen Laterne zur anderen und zurück in immer schnelleren Abständen. Schließlich wanderte mein Blick nach oben zu den Sternen.

Es waren natürlich außerirdische Mächte, die meinen Körper dazu nutzten, Licht und Energie weiterzuleiten. Ich hatte den Eindruck, dass sich die Formation der Sternbilder nun änderte. Um die Zuckungen besser auszuhalten und halbwegs zu kontrollieren, fing ich an zu tanzen. Ich hatte zwar keine Lust dazu und kam mir äußerst albern vor, aber mir blieb keine Wahl. Meine Arme fielen nach einer Weile ab. Zumindest fühlte es sich so an, als hätte jemand sie mit einem Schwert durchtrennt. Das Gleiche geschah mit meinen Beinen. Ich fiel zu Boden. Mein Blut wurde durch eine durchsichtige Flüssigkeit ausgetauscht, die mit Hilfe des Lichtes in mich hineingepumpt wurde.

Ich lag am Boden und zitterte weiter vor mich hin. Auch wenn ich gekonnt hätte, es war nicht daran zu denken, mich von der Wiese wegzubewegen. Die außerirdische Macht hatte die gesamte Umgebung in eine Art dreidimensionale Excel-Tabelle verwandelt. Ich war in einem kleinen Quadranten gefangen und hatte nicht die Chance, von dort zu entkommen. Schmerzen hatte ich keine. Auf die Idee, Hilfe zu holen, kam ich auch nicht, da sich alle anderen Menschen in anderen Dimensionen beziehungsweise Quadranten befanden.

Der Anfall war schließlich vorüber. Es hatte tonnenweise Hühner geregnet, die alle vollgestopft mit Mais waren. Der Mais wiederum war aufgegangen, sodass die toten Hühner mit Popcorn gefüllt waren. Ich rappelte mich auf und ging zurück auf die Straße. Es wurde langsam hell. Die Außerirdischen und ihr Licht, die Sternkonstellation und die mich umzäunenden Quadranten spielten nun keine Rolle mehr.

Im Nachhinein betrachtet waren meine Wahnvorstellungen reichlich überladen. Neben den Außerirdischen, geplatzten Hühnern und anderen Geschichten waren es klebrige Spinnfäden, die sich an meine Kopfhaut pressten. Sie waren unsichtbar und kamen von oben. Ich musste so schnell wie möglich weg. Ich flüchtete mich in einen Garten, wo ich ein Fahrrad fand. Da es ein Notfall war, hatte ich auch kein schlechtes Gewissen, es an mich zu nehmen und aufzusteigen. Ich fuhr, bis ich die Spinnen abgeschüttelt hatte.

4.7. Der Unfall

Es folgte der wohl gefährlichste und dümmste Moment in meinem Leben. Ich war nun fest davon überzeugt, dass Zombies hinter mir her waren. Ich erkannte meine Chance, mich zu retten, als ein Auto durch den Kreisverkehr fuhr. Es bremste ab, und als es neben mir ankam, sah ich, dass die Fensterscheibe heruntergekurbelt war. Im Nachhinein ist mir diese Tat unerklärlich, aber ich sprang ans Auto und hielt mich mit beiden Händen an der heruntergelassenen Fensterscheibe fest. Der Fahrer wirkte logischerweise schockiert. Schließlich ließ ich mich fallen und fiel zu Boden.

Als Nächstes stellte ich mich mitten auf die Straße, sodass das soeben herankommende Auto stark bremsen musste. Ich konnte noch zur Seite springen, wurde nur seitlich angefahren und kam mit ein paar Schrammen davon. Ich war fest davon überzeugt, dass sich ein ernster Unfall im nahe gelegenen Atomkraftwerk ereignet hatte. Daher waren alle Bewohner der Stadt auf dem Weg nach Süden. Die einzige Möglichkeit zu entkommen war folglich, ein Auto mit allen Mitteln zum Anhalten zu zwingen. Der Wagen kam zum Stehen. Ein älterer Mann stieg aus. Mir war kalt. Ich öffnete die Tür und setzte mich auf den Rücksitz.

Während der alte Mann auf mich einredete, nahte auch schon ein großer Polizeiwagen. Die Polizisten forderten mich auf, aus- und stattdessen bei ihnen einzusteigen. Ich war über ihre Anwesenheit erschrocken, tat aber, was sie sagten. Es waren insgesamt drei Beamte. Einer fuhr, die anderen beiden saßen neben mir beziehungsweise mir gegenüber im Bulli. Mein Blick wanderte zur Tür. Der Polizist, der mir gegenübersaß, musste Gedanken lesen können. Jedenfalls änderte er seine Beinhaltung, sodass mir klar wurde, dass eine Flucht unmöglich war. Sie wollten wissen, wie ich hieß, wo ich wohnte und fragten nach meinen Eltern. Nach einigem Hin und Her landete ich vor der Wohnung meines Vaters, der durch das Klingeln geweckt wurde. Er war bereits vor einiger Zeit aus der Klinik entlassen worden und wieder zu Hause.

4.8. Klapsmühle von innen

Die Polizisten fuhren mich anschließend zum Krankenhaus, mein besorgter Vater folgte uns. Mir wurden von den dortigen Ärzten einige Fragen gestellt, an die ich mich nicht mehr erinnere. Dann bekam ich etwas vorgelegt, was ich unterschrieb. Doch bevor ich auf die psychiatrische Station kam, wurde ich von einem Arzt untersucht. Ich hatte einige Schürfwunden an den Beinen. Sie bluteten ein wenig. Auch an der Hüfte waren Schürfwunden. Neben dem Arzt stand ein ehemaliger Mitschüler von mir in einem weißen Kittel. Zum Glück erkannte er mich offenbar nicht. Ich sollte geröntgt werden. Dies ließ ich aus einem ganz einfachen Grund nicht zu. Durch die Strahlen der Außerirdischen war ich vollgefüllt mit Mais. Beim Röntgen hätte sich der Mais in Popcorn verwandelt, und ich hätte sterben müssen. Diese Begründung behielt ich für mich. Der Arzt hielt mich für unvernünftig, ließ mich aber schließlich in Ruhe.

So viele Male war ich als Besucher in dieser psychiatrischen Klinik gewesen. Irgendwann, recht früh, hatten wir alle aufgehört zu zählen, wie oft mein Vater als Patient dort gewesen war. Jetzt war alles anders, denn ich selbst war der Patient. Die Türen waren geschlossen. Ich hatte für die erste Nacht ein Zimmer bekommen mit einer großen Fensterscheibe in Richtung Schwesternzimmer. Ich war froh, dass ich zur Ruhe kam. Trotzdem hatte ich ein schlechtes Gewissen, da ich annahm, dass ich den vielen Strahlenopfern, die von der vermeintlichen Nuklearkatastrophe betroffen waren, einen Platz wegnahm.

Ich hatte die erste Nacht überstanden. Mein besorgter Vater hatte mir ein paar Sachen vorbeigebracht. Unter anderem einen Kulturbeutel mit meiner Zahnbürste und ein paar anderen Sachen. Ich kramte darin herum und fand ein Nähset und eine Gesichtsmaske mit Teebaumöl, die Pickeln vorbeugen sollte. Jetzt, wo mir der Strahlentod drohte, schien der perfekte Zeitpunkt zu sein, um sich mit reiner Haut zu befassen. Ich ging in das kleine Bad, zog mich aus und schmierte mich komplett mit der grünlichen Paste ein. Dann griff ich zum Nähzeug und befestigte den kleinen Nagelknipser, den ich fand, an einem Faden. Ich benutzte ihn als Pendel und kreiste mit ihm über der Teebaumöldose hin und her. Es war eine Art Geisterbeschwörung, bei der ich im Schneidersitz saß. Was genau ich beschwören wollte, war mir auch nicht klar, aber es schien wichtig zu sein. Plötzlich ging die Tür auf, und ein verwirrter Pfleger stand vor mir. »Was riecht denn hier so?«, stammelte er.

Erschrocken drehte ich mich zu ihm um. Zugekleistert mit der grünen Paste musste ich aussehen wie eine überdimensionierte Kröte. »Teebaumöl«, antwortete ich bestimmt und sah den Pfleger fordernd an.

Er gab ein leises »Ach so« von sich und verschwand wieder. Ich ging zur Dusche und benötigte eine Ewigkeit, um das klebrige grüne Zeug abzuwaschen.

Es ging in den Frühstücksraum. Mir gegenüber nahm ein Mann mit Wolfgang-Petry-Frisur Platz. Wer so aussah, musste ja in der Psychiatrie landen, dachte ich. Neben seinem Brötchen platzierte er ein paar Scheiben Wurst. Er roch sehr eigen. So mussten Kannibalen riechen, kam es mir in den Sinn. Ich wollte gar nicht darüber nachdenken, aus welcher Art von Fleisch die Wurst auf seinem Teller hergestellt worden war. Eigentlich war er sehr freundlich und wollte sich mit mir unterhalten. Gut, dass ich seinen Trick durchschaut hatte. Er war auf der Suche nach einem nächsten Opfer, das er zu Wurst verarbeiten wollte. Ich musste vorsichtig sein. Nach dem Frühstück erklärte mir ein Pfleger, dass ich ein neues Zimmer bekommen sollte. Wenig später stellte sich heraus, dass ich es mir mit dem Kannibalen und einem jungen Mann teilen sollte, der kein Wort sprach. Ich überwand meine Kannibalismusfantasien und spielte in den nächsten Tagen Tischtennis mit dem ruhigen jungen Mann, der hier war, da er ebenfalls eine Psychose entwickelt hatte. Bei ihm war sie entstanden, nachdem er eine Weile gekifft hatte. Auf diese Gefahr hatte mich ja bereits Frau Doktor Tüdelüt hingewiesen.

An Besuch mangelte es nicht. »Du musst mehr auf deine Gefühle achten, dann passiert so etwas auch nicht, nicht alles in dich hineinfressen«, sagte meine Cousine. Sie hatte haufenweise Schokolade mitgebracht.

»Du musst auch darüber reden, wenn etwas nicht in Ordnung ist«, ergänzte meine Schwester. Auch sie hatte eine Menge Schokolade dabei.

»Mensch, was machst du denn? Wieso bist du nicht zu uns gekommen?«, fragte meine Patentante. Von ihr gab es Herzen, Sterne, Brezeln.

Einzig meine ruhige Tante, die bei uns sauber machte, war eine Ausnahme. Sie hatte keine weisen Ratschläge oder Schokolade parat. »Hier sind Zigaretten, die kannst du jetzt brauchen«, sagte sie stattdessen. Es musste ernst um mich stehen. Eigentlich war ich Nichtraucher, aber ich ahnte, dass es wohl der passende Moment war, um darüber hinwegzusehen. Außerdem hatte sie mir meine Klaviernoten mitgebracht, da es hier ein verstimmtes Klavier gab, auf dem ich spielen konnte.

Ich machte mir große Vorwürfe. All meine Verwandten waren bereits mit dem ernsten Zustand meiner

Mutter befasst, sodass niemand eine weitere Baustelle brauchen konnte. Außerdem hatte ich Schuldgefühle und fragte mich, was wohl aus den Autofahrern geworden war, die ich ganz sicher traumatisiert und in Gefahr gebracht hatte. Ich hatte großes Glück gehabt, dass nicht mehr passiert war. Hätte ich mir nur rechtzeitig Hilfe geholt und mir vor Ort einen Psychiater gesucht. Noch besser wäre es gewesen, wenn ich das Risperdal gar nicht erst abgesetzt hätte oder damals im Früherkennungszentrum behandelt worden wäre, fiel mir ein.

4.9. Klinikalltag

Eine Patientin war mir sympathisch. Sie wirkte eigentlich ganz normal, so wie die meisten anderen Patienten übrigens auch. Da ich den Film *Einer flog über das Kuckucksnest* kannte, hatte ich mich auf schillerndere Charaktere eingestellt. Auf meine Frage, warum sie denn hier sei, verriet sie mir ihre Geschichte. Sie hatte versucht, sich umzubringen, indem sie in den kleinen Fluss gesprungen war, der sich durch die Stadt wand. So etwas Dämliches, dachte ich mir. Dass ich selbst in ein fahrendes Auto gesprungen und von einem weiteren angefahren worden war, kam mir in dem Moment nicht in den Sinn.

Dann gab es noch die Frau mit aufgemalten Tränen,

die ich ebenfalls mochte. Sie musste sich auf einen Rollator stützen. Sitzen konnte sie nicht, da sie Probleme mit dem Rücken hatte. Aus irgendeinem Grund wirkte sie anders und ruhiger als die anderen Patienten. Man konnte sich gut mit ihr unterhalten, und gemeinsam begaben wir uns in das Morgenmeeting, wo jeder sagen sollte, wie es ihm ging. Man versuchte, in dieser Runde einen positiven Eindruck auf die Ärztin zu machen, um möglichst bald entlassen zu werden. Bei der Frau mit den aufgemalten Tränen wurde kritisiert, dass sie unselbstständig sei und sich nicht allein die Haare wusch. Die burschikose Ärztin stellte sie vor versammelter Runde bloß. Ich sagte nichts.

Die Zeit drängte. Mir drohte die Zwangsexmatrikulation, und ich hatte große Befürchtungen, dass ich mein Studium abbrechen musste. In meinem Zustand war ich bislang nicht in der Lage gewesen, mich an der Uni zurückzumelden. In meinem Anflug von extremem Minimalismus hatte ich ja mein Handy im Wahn auf einem Fenstersims liegen lassen. Die Alternative war der altmodische, aber allen zugängliche Münzapparat. Das Geld, das meine Schwester mir gegeben hatte, investierte ich in Gespräche mit der Auskunft. Es dauerte Tage, bis ich es schaffte, mit der richtigen Ansprechpartnerin an meiner Uni verbunden zu werden. Leider teilte sie mir jedoch mit, dass man keine Ausnahme bei der Rückmeldung machen konnte, auch wenn ich in einer besonderen Situation sei. Ich war überzeugt, dass es sich um einen perfiden Plan handelte, der mich zum Studienabbrecher machen sollte. Schließlich durfte ich einige Tage später das Krankenhausgelände für eine Stunde verlassen, um zu einem Internetcafé zu gehen. Es hatte einen türkischen Betreiber, und meine Tastatur war auf eine mir unbekannte Sprache eingestellt. Ich hingegen glaubte, mal wieder, eine Art Geheimsprache entdeckt zu haben, und landete auf merkwürdigen Webseiten, die ich nicht verstand. Nach einigen Anläufen setzte ich mich an einen anderen Rechner und war schließlich in der Lage, mir die notwendigen Formulare auszudrucken.

In einem Schreibwarenhandel hatte ich mir anschließend kleine Karteikarten besorgt. Auf jede der insgesamt einhundert Karten schrieb ich einen Begriff. Unter anderem spielten der Cremaster-Zyklus von Matthew Barney, die Ästhetik des Barcelona-Pavillons von Mies van der Rohe, der Song »Ramalama Bang Bang« von Róisín Murphy sowie der Yorkshire-Terrier Daisy, der dem verstorbenen Rudolph Moshammer gehört hatte, eine zentrale Rolle. Hinzu kamen einige systemtheoretische Begrifflichkeiten, die ich mir im Studium angelesen hatte. Anschließend mischte ich die Karteikarten und ließ mich durch einen Zettel nach dem anderen zum Schreiben motivieren. Es entstand ein dadaistisches, pseudowissenschaftliches Gewirr ohne jeden Sinn. Doch das Schreiben tat mir gut, und ich konnte nicht mehr aufhören. Mein neugieriger Zimmernachbar wollte wissen, woran ich denn arbeiten würde. Ich behauptete, es handele sich um eine Hausarbeit, die ich bald abgeben müsste.

Stolz berichtete er meinen Verwandten anschließend, wie fleißig ich doch sei.

4.10. Vater und Sohn

Der Mann meiner Mutter kam vorbei, um mich abzuholen. Zusammen wollten wir zum Hospiz fahren. Meine Mutter hatte ich schon seit einer Weile nicht mehr gesehen. Mein Vater sollte ebenfalls mitfahren. Wie besprochen wollten wir ihn gemeinsam abholen. Doch er verhielt sich merkwürdig, war außer Atem und wollte die Haustür hinter uns abschließen. Ich kannte sein Verhalten sehr gut aus der Vergangenheit. Nach langem, gutem Zureden konnten wir ihn überzeugen, etwas zu trinken, ein paar Sachen zusammenzupacken und mit uns zusammen zurück in die Psychiatrie zu fahren. Wir lieferten ihn ab. Als Stammpatient wurde er sofort aufgenommen. Er bekam komischerweise mein Zimmer zugeteilt, und ich wurde auf eine andere Etage verlegt. Die anderen Patienten irritierte, dass der Herr Winkler plötzlich dreißig Jahre älter war und anders aussah. Wir hatten in den kommenden Wochen viel Zeit, um miteinander spazieren zu gehen. Der Zustand meiner Mutter ging uns beiden sehr nah. Etwas schien sich zwischen uns gewandelt zu haben. Es gelang mir jedenfalls besser, mich auf ihn einzulassen.

4.11. Tristesse

»Herr Winkler ist aber auch ein sehr ruhiger Zeitgenosse, was?«, hörte ich eine Mitpatientin sagen. Ich unterhielt mich tatsächlich wenig mit den anderen Patienten auf der neuen Station. Vielmehr vermisste ich mein Umfeld in Berlin und ertrug diesen Klinikalltag mehr schlecht als recht.

Mal wieder im Hospiz angekommen entdeckte ich das Handy meiner Mutter. Es lag in einer Ecke, und sie nutzte es nicht mehr. Ich warf einen Blick auf die eingespeicherten Kontakte. Es gab ein paar vorinstallierte Nummern vom Taxidienst und von einem Unternehmen, das Blumen lieferte. Dennoch war ich überzeugt, dass es sich um geheime Botschaften handelte und ich beauftragt war, sie zu entschlüsseln, indem ich herausfand, was sich hinter diesen vorinstallierten Nummern verbarg.

Meine Mutter konnte eigentlich kaum noch irgendetwas machen. Sie war auch zu erschöpft, um sich wie früher ununterbrochen Kochsendungen anzusehen. Sie konnte nicht mehr essen, fokussierte sich aber gerade deswegen auf alles Kulinarische. Ich hatte eigentlich geplant, ihr meinen iPod zu geben und als Vorbereitung darauf alle meine Songs in meiner iTunes-Bibliothek umbenannt in Lebensmittel und Getränke. Kate Bush war zum Beispiel Rotwein, und all ihren Titeln war eine bestimmte Rebsorte zugeordnet. Es dauerte mehrere Wochen, um mit viel Mühe sämtliche

Titel anschließend wieder zurückzuübersetzen. Ich konnte mir unmöglich merken, welcher Song welches Nahrungsmittel war.

Die Bundestagswahl war bereits gelaufen. Ich hatte Briefwahl gemacht und mochte gar nicht darüber nachdenken, welch merkwürdige Partei ich in meinem Zustand gewählt haben könnte. Wegen der ganzen Psychonummer hatte ich am Abend der Bundestagswahl tatsächlich die großartige Elefantenrunde verpasst, in der Schröder seinen letzten großen Auftritt hatte. Meine Mutter hatte ebenfalls per Brief gewählt. Jetzt, wo Merkel ins Kanzleramt einzog, interessierte sie sich aber nicht mehr für derart weltliche Dinge. Sie hatte sich durch die Krankheit nicht nur körperlich, sondern auch psychisch stark verändert und der Religion zugewandt, während ich endlich aus der Klinik entlassen worden war. Wenn ich ihr Zimmer betrat und sie wach war, betete sie meist. Meine Schwester und ich waren in ihren letzten Stunden da und versuchten, uns gegenseitig beizustehen.

5. London Calling

5.1. Marathontraining

Es war Winter geworden, und mit dieser Jahreszeit brach auch ein neuer Lebensabschnitt für mich an. Meine Medikamente nahm ich inzwischen regelmäßig. Ich googelte ein wenig zu den Themen Neuroleptika und Nebenwirkungen. Schnell landete ich bei Diabetes, Herz-Kreislauf-Erkrankungen und Fettsucht. Dies waren wohl die extremen Nebenwirkungen beziehungsweise langfristigen Folgen der Medikamente, die infolge einer Psychose teils über viele Jahre eingenommen werden sollten. Die erste und offensichtlichste Nebenwirkung konnte ich nicht klar in Worte fassen. Es war ganz einfach ein diffuses Unwohlsein im eigenen Körper. Ich hatte innerhalb kurzer Zeit einige zusätzliche Kilos angehäuft. Es war eine Entlastung zu lesen, dass das etwas mit den Pillen, die ich nahm, zu tun hatte. Bisher hatte ich lediglich meine mangelnde Disziplin im Umgang mit Süßigkeiten dafür verantwortlich gemacht. Physische

Probleme schienen bei einer großen Anzahl von Psychose-Erfahrenen ein häufiger Nebeneffekt zu sein, las ich nun.

Für Außenstehende war es leicht zu sagen, dass es ganz einfach helfen würde, weniger zu essen und mehr Sport zu treiben, doch in meinem Fall lösten die Medikamente einen Heißhunger aus, der schwer zu kontrollieren war. Außerdem las ich in Foren von einer Antriebsschwäche bei vielen Patienten, die körperliche Aktivitäten verhindern würde. Die war bei mir momentan glücklicherweise nicht vorhanden. Ich schien mich an das Risperdal gewöhnt zu haben. Dennoch fühlte ich mich ertappt, denn ich hatte meinem Vater häufig geraten, er möge sich doch sportlich betätigen, ohne zu realisieren, wie schwer ihm das fiel. Immerhin fuhr er häufig mit dem Rad und ging spazieren, dachte ich.

Sowohl Patienten, die Neuroleptika nahmen, als auch diejenigen, die versuchten, ohne Medikamente auszukommen, hatten durch regelmäßige sportliche Betätigung bessere Aussichten, Rückfälle zu vermeiden, las ich nun wie zur Bestätigung. Die positiven Auswirkungen des Sports sollten nicht nur mein Bauchfett reduzieren, sondern konnten auch für eine Reduktion von Negativsymptomen (damit ist die Minderung und Verarmung von Merkmalen, die eine Person einmal gehabt hat, gemeint) wie etwa Depressionen führen, was mittlerweile wissenschaftlich sehr gut belegt war.

In den kommenden Wochen lief ich häufiger und

schaffte längere Distanzen als sonst. Nach dem Tod meiner Mutter schien dies auch eine Form der Ablenkung zu sein. Schließlich war ich besessen von dem Gedanken, im Herbst einen Marathon zu laufen, meldete mich dafür an und trainierte regelmäßig, indem ich den Landwehrkanal auf und ab lief. Es schien genau die richtige Strategie zu sein.

5.2. Im Praktikum

Eigentlich war ich recht schnell mit dem Studium vorangekommen, doch als die Prodromalphase anfing und ich schließlich umgezogen war, hatte sich ein Semester an das andere gereiht. Ich hatte mir von da an auch Zeit gelassen, weil ich keine Ahnung hatte, was ich nach meinem Studium anfangen sollte. Meine Bachelorarbeit war bereits korrigiert, aber zum Abschluss des Studiums fehlten mir noch zwei mündliche Prüfungen, auf die ich mich nun vorbereitete. Außerdem wurde mir bewusst, dass ich nun wirklich erwachsen war und die Entscheidung, was ich beruflich machen wollte, nicht länger hinauszögern konnte. Ich fing mit einem Praktikum an, das mich stark forderte. Ich war sehr aufgeregt und hatte große Befürchtungen, dass ich die täglichen Aufgaben nicht bewältigen würde, aber ich hangelte mich durch. Jeden Abend vor dem Schlafengehen sagte ich mir, dass ich noch einen Tag absolvieren und dann aufhören würde. Mit dieser Einstellung schafften es manche Leute schließlich bis zur Rente. Ich war es nicht gewohnt, acht Stunden am Stück vor einem Computer zu sitzen.

Ich wartete nun schon eine Dreiviertelstunde darauf, dass eine launige Krankenschwester sich dazu bequemte, mir eine Spritze in den Allerwertesten zu geben. Depotmedikation nannte sich das Verfahren. Der Vorteil daran war, dass sich eigenwillige Patienten wie ich nicht einfach unbemerkt überlegen konnten, ihre Tabletten von heute auf morgen nicht mehr einzunehmen. Einer der Nachteile, neben dem unangenehmen Piks, war, dass sich meine Vorgesetzten im Praktikum langsam über die regelmäßigen Arzttermine wunderten und begannen, neugierige Fragen zu stellen. Ich schaffte es meist, vom Thema abzulenken, wusste aber, dass mich die gleichen Fragen nach dem nächsten Termin wieder erwarteten. Hinzu kam, dass das Risperdal es schwieriger für mich machte, mich zu konzentrieren und ich ständig von Kollegen beim Gähnen erwischt wurde. Am Wochenende schlief ich mich ordentlich aus.

Früher hatte ich mehr Energie, dachte ich mir. Das regelmäßige Gespritze hatte mich verändert. Johanna war gerade in einer neuen Beziehung, und sie sah mich fragend an, als wir uns trafen: »Wo steckst du das eigentlich alles hin?«, fragte sie mich und meinte damit meinen scheinbar nicht mehr vorhandenen Sexualtrieb. Nicht nur, dass ich so gut wie keine derartigen Bedürfnisse hatte, die Tabletten bewirkten anscheinend auch, dass es mir nicht wichtig erschien. Gegenüber meiner Ärztin war es mir unangenehm, dieses Problem zu thematisieren, beziehungsweise es war schwierig, es für mich selbst überhaupt erst einmal als Problem wahrzunehmen. Abends zum Einschlafen lauschte ich meist Kings of Convenience-Alben, deren Melancholie mich nach wenigen Minuten einschlafen ließ.

Ein Highlight sollte das Treffen mit einer Freundin werden, die ich lange nicht mehr gesehen hatte. Sie war in eine neue Stadt gezogen, erzählte mir energiegeladen von ihrem Umzug, dem neuen Job und lustigen Details über ihre vielen neuen Freunde. Ich hingegen konnte nur abgekämpft berichten, dass ich ein Praktikum absolvierte, was sie nur mit ein paar spöttischen Nachfragen quittierte. Schließlich konnte ich die Frage, wie es mir sonst so ginge und was ich machte, nur mit dem Auftauchen und Abklingen der zweiten Psychose beantworten. Mein Sozialleben war nicht so toll, dass ich viel darüber zu erzählen hatte, denn spätestens um halb zehn Uhr am Abend fiel ich übermüdet ins Bett.

5.3. London

Während des Praktikums kam meine Kollegin grundsätzlich eine Dreiviertelstunde zu spät ins Büro. Ich machte zu dieser Zeit bereits eine ausgiebige Frühstückspause und durchforstete Spiegel Online. Auch heute erkannte ich das Geräusch, das ihre Schuhe auf dem Holzboden machten, und kurz darauf stand sie abgekämpft vor mir. Sie berichtete, wie ekelhaft sie die Fahrt in der Tram hierher fand. Es war Winter, und die noch bettwarmen Menschen hatten sich in der Bahn gegen sie gedrückt. Wegen der Kälte wollte auch niemand ein Fenster aufmachen, und so gab es für sie kein Entkommen vor den Ausdünstungen der zur Arbeit pendelnden Massen. Mit noch immer angewidertem Blick sah sie zu mir herüber und sagte: »Wir brauchen einen Plan, wie es weitergeht«, während ich auf meinem Bio-Bagel herumkaute und ein Stück getrocknete Tomate verdrückte. Ich hatte noch keinerlei Idee, was nach diesem Praktikum, das sich langsam dem Ende entgegenneigte, kommen sollte, und stimmte ihr zu.

Am darauffolgenden Wochenende trafen wir uns auf ein Glas Wein in einer Bar. »Wir gehen einfach ins Ausland«, beschlossen wir nach dem zweiten Glas. New York wäre zu kompliziert, daher fiel unsere Wahl recht spontan auf London. Ich war noch nie dort gewesen, wusste aber intuitiv, dass ich die Stadt lieben würde. Um unsere Sprachkenntnisse zu trainieren, unterhielten wir uns von nun an nur noch in gebrochenem Englisch miteinander.

Ein paar Monate später joggte ich tatsächlich durch den Hyde Park. Das Laufen tat mir gut, und in der Zwischenzeit war es mir auch gelungen, endlich einen

Marathon durchzuhalten. Unter anderem dadurch angespornt traute ich mir auch den Umzug in eine neue Stadt zu. Hinzu kam, dass mein Vater mich finanziell unterstützte, sodass ich mir die ersten Wochen in London leisten konnte. Ich hatte einen großen Koffer gepackt, mein Zimmer in Berlin untervermietet und war erst einmal in einem Achtbettzimmer in einem Hostel in der Nähe von Notting Hill untergekommen. Alles war brandneu und aufregend. Leider war meine Freundin, die sich den ganzen Plan ausgedacht hatte, nach wenigen Tagen wieder abgereist, da sie es sich anders überlegt hatte. Ich war also allein in einer Stadt, in der ich niemanden kannte.

Schnell fand ich ein Zimmer weit außerhalb, für das ich viel Geld bezahlte. Am anderen Ende der Stadt wartete ab der Folgewoche ein Job auf mich. Ich durfte Telefonumfragen machen. Die Aufgabe bestand darin, recht stupide einen Text zum Thema Mineralöl vom Monitor abzulesen. Sobald man kurz aufs Klo ging, blinkten die Worte *idle time* auf dem Rechner. »Ihr werdet hier nicht fürs Denken bezahlt«, sagte mein Vorgesetzter gerne. Ich war trotzdem glücklich und ging jeden Abend nach erledigter Arbeit aus. Zwei Monate später fand ich einen Job im Kundenservice einer Marketingfirma. Die Tätigkeit war etwas weniger stupide. Zumindest ging es jetzt darum, nett zu Kunden von Luxuskonsumgütern zu sein, statt um Befragungen über Tankstellen.

Die Fahrt zur Arbeit hatte Murmeltiertag-Atmosphäre. Jeden Morgen um dieselbe Zeit sah ich exakt dieselben Leute. Am Abfahrtsbahnhof standen dieselben Personen an derselben Stelle auf dem Gleis und warteten auf ihren Zug. Beim Umsteigen musste man die Gleise durch einen Tunnel unterqueren, wo mir täglich an der gleichen Stelle dieselben Passanten entgegenkamen. Obwohl die vollen Pendlerzüge eine Quälerei waren, fuhr ich in meiner Freizeit, sooft es ging, mit irgendeiner Buslinie, setzte mich oben in die erste Reihe und hörte elektronische Musik, während immer neue Stadtteile an mir vorüberzogen. Auch im Gewirr der Tube fühlte ich mich wie eine Ameise. Ich genoss das Gefühl größtmöglicher Anonymität und ging gern in der Masse unter.

In meiner Zweck-WG wohnte ein gut aussehender Slowake, der einen Teilzeitjob als Parkwächter hatte. Die meiste Zeit verbrachte er aber in seinem Zimmer bei Fitnessübungen oder spielte Gitarre. Außerdem sorgte für kurze Zeit die Anwesenheit eines fetten Italieners für Aufmerksamkeit, der zu Ostern seiner Freundin die Finger in ihrem Koffer einklemmte. Als ein weiterer Mitbewohner und der verrückte Italiener sich gegenseitig mit einem Küchenmesser bedrohten, setzte ich mich zusammen mit den anderen illustren Bewohnern erfolgreich dafür ein, dass der Italiener rausflog.

Für ihn zog eine Kollegin ein, mit der ich an einem schönen Frühlingswochenende einen Ausflug nach Brighton machte. Wir kauften uns ein paar Biere und legten uns an den Kiesstrand. Dazu hörten wir Möwengeschrei und rochen das Fett der nahe gelegenen Fish-

and-Chips-Bude. Es war ein herrlicher Tag. Auf dem Rückweg hielten wir in einem kleinen Ort und beschlossen, ein Picknick zu machen. Leider fanden wir kein idyllisches Plätzchen, und so ließen wir uns mit einer Flasche Wein bewaffnet auf einer Bank mit Blick auf die Schienen nieder, tranken etwas und schossen Selfies.

Acht Monate nach meiner Ankunft ging ich zurück nach Berlin. London war auf Dauer sehr hektisch und laut, und ich wollte mich nicht zu großem Stress aussetzen. Während der ganzen Zeit nahm ich Risperdal ein, was mir einen gewissen Schutz bot, zumindest fühlte ich mich damit sicherer. Ohne Medikament hätte ich mich nicht getraut, das Risiko einzugehen. Dennoch belasteten mich die langen Fahrten, um zur Arbeit zu pendeln. Zum Abschied hatte mir der slowakische Mitbewohner mein Lieblingseis aus dem Supermarkt besorgt.

5.4. Fotoshooting

Nach den ersten Wochen zurück in Berlin hatte ich trotz des vielen Laufens weiter zugenommen. Ich hatte außerdem kein richtiges Konzept, um wieder in Deutschland einen Job zu finden. Das wollte ich ausgleichen, indem ich mein letztes Geld in Bewerbungsfotos investierte. Im Fotostudio angekommen musste für jedes Bild eine nicht gerade natürliche Pose eingenommen werden. Während ich vollkommen verkrampft dasaß in dem Wissen, dass mein verfettetes Gesicht sowieso nicht fotogen rüberkommen würde, forderte mich die Fotografin auch noch beständig mit den Worten »Lach doch mal!« heraus. Ich musste an die Fotos von meinem Vater denken, die er mir einmal geschenkt hatte. Er hatte sie direkt nach einem Klinikaufenthalt aufnehmen lassen und sah durch die Medikamente entsprechend aufgequollen aus. Ich hatte mich damals bei ihm bedankt und die Fotos irgendwo in einer Schublade verstaut.

Auch zwei Stunden später brachte ich nur furchtbare Grimassen hervor. Das Ergebnis war dementsprechend niederschmetternd. Die Fotos waren derart schrecklich, dass ich mich nicht traute, mich überhaupt um irgendeine Stelle zu bewerben. Wäre ich ein Personaler, dachte ich, hätte ich mich auch nicht eingestellt. Stattdessen las ich die Anzeige einer Zeitarbeitsfirma, bei der ich ein kompliziertes Bewerbungsprozedere umgehen konnte, und landete kurz darauf in einem relativ stupiden Aushilfsjob.

6. Merkel-Muffins

6.1. Compliance

Es war Samstagnachmittag, und ich saß zusammen mit Johanna und Tobias in einem Café. Vor mir stand eine große Tasse Milchkaffee. Die Nebenwirkungen schienen aus mir langfristig einen anderen Menschen gemacht zu haben. Ich fühlte mich wie in Watte gepackt und hatte schon fast vergessen, wie es sich anfühlte, ohne Medikamente zu leben. Der Aufenthalt in der Klapsmühle war nun bereits drei Jahre her, und ich hatte seitdem kontinuierlich meine Medikamente eingenommen. Ich klagte den beiden mein Leid.

Johanna hatte ihre Brille auf und schien es für notwendig zu halten, etwas zum Thema Compliance loszuwerden. Dabei ging es um die sogenannte Behandlungstreue, also den Willen des Patienten, mit einem Psychiater gemeinsam einen Therapiefahrplan festzulegen und einzuhalten, berichtete sie mit strenger Miene. Viele Patienten hegten Misstrauen gegenüber Ärzten und besonders Medikamenten, deren Nebenwirkungen ja nicht zu bestreiten waren. Ich fühlte mich ertappt. So ging es auch mir in Bezug auf meine Neuroleptika und Frau Doktor Tüdelüt. Vor allem bei Beginn einer Ersterkrankung fehlte einem Betroffenen häufig die Einsicht, dass er womöglich unter einer dauerhaften Erkrankung leiden konnte. Auch hier fühlte ich mich angesprochen. Schließlich hatte ich zunächst eigenmächtig die Medikamente abgesetzt.

Die Akzeptanz der Diagnose ließ sich durch Aufklärung und die Vermittlung von Wissen verbessern. Solch eine Psychoedukation, wie man es nannte, sei auch für Angehörige von großer Bedeutung, um die Behandlungstreue nachhaltig zu fördern. Ohne die Krankheitseinsicht drohte eine hohe Rückfallwahrscheinlichkeit, denn ein abruptes Absetzen der Pillen war wesentlich risikoreicher als ein mit einem Psychiater abgestimmtes, langsames Ausschleichen der Medikamente. Diese Krankheitseinsicht hatte mein Vater über viele Jahre wohl nicht gehabt. Ich wollte es in diesem Punkt besser machen als er und aus seinem Verhalten etwas lernen. Auch deshalb hatte ich nun geduldig über mehrere Jahre hinweg die Nebenwirkungen in Kauf genommen und die Neuroleptika täglich eingenommen.

Johanna musste los. Sie hatte schon wieder Dienst im Krankenhaus und verabschiedete sich von uns. Es gab neben der nicht beabsichtigten aber auch die beabsichtigte Noncompliance, wandte Tobias nun ein. Er stocherte mit dem Löffel in seinem Milchschaum und kaute auf einem Stück Zupfkuchen. Besonders antipsychiatrische Strömungen wiesen daraufhin, dass es wichtig sei, nicht alles blind zu schlucken, und dass sogenannte Übercompliance auch Nachteile haben konnte. Die Weigerung Medikamente einzunehmen sahen nicht wenige Patienten als eine Chance und therapeutische Herausforderung. Ein nicht zu unterschätzender Faktor war in jedem Fall ein vertrauensvolles Verhältnis zwischen Arzt und Patient auf Augenhöhe. Ein Psychiater sollte Einwände ernst nehmen und die Gefahren potenzieller Nebenwirkungen nicht herunterspielen, sondern besprechen. Die Wahl eines geeigneten, möglichst nebenwirkungsarmen Medikaments musste dementsprechend gemeinsam erfolgen.

6.2. Antipsychiatrie

»Was hat es denn mit dieser Antipsychiatrie-Bewegung auf sich?«, wollte ich nun wissen. Deren Anfänge würden in die Sechzigerjahre zurückreichen, fuhr Tobias fort. Dabei wurden Geisteskrankheiten als ein abweichendes Verhalten gesehen, das nötig geworden war, um in einer verrückten Welt zurechtzukommen. Der Begriff Schizophrenie war dieser Ansicht nach ein Konstrukt und Ergebnis einer repressiven Gesellschafts- und Familienordnung. Eine Psychose war demnach ein Aufbrechen des Unbewussten, um eine vorausgegangene Lebenskrise zu lösen. Also sollten die Inhalte einer Psychose ernst genommen werden und die Erfahrungen der Patienten im Vordergrund stehen. Gespräche seien von größter Wichtigkeit anstatt einer Fokussierung auf neurobiochemische Prozesse.

Viele Psychose-Erfahrene sprachen nur selten über ihre psychotischen Erlebnisse, meinte Tobias. Nicht zuletzt auch deswegen, da sich der Mythos der Unheilbarkeit hartnäckig hielt und es nur wenige positive Vorbilder gab. Wenn ein Betroffener aber in alltäglichen Gesprächen einen Teil der eigenen Identität verbarg, führte dies zu großen Belastungen. Die sogenannte Selbststigmatisierung und nicht die eigentliche Erkrankung war nach Expertenansicht schuld daran, dass Psychose-Erfahrene sich immer weiter zurückzogen und ihre Lebensqualität eingeschränkt wurde. Mit Selbststigmatisierung war dabei die Verinnerlichung negativer Bewertungen durch die Umwelt gemeint, wobei auch Freunde und Familie von (Selbst-) Stigmatisierung betroffen waren.

Ein Punkt schien Tobias dabei besonders wichtig zu sein. Wissenschaftler hatten in den vergangenen Jahren versucht, die Stigmatisierung zu bekämpfen, indem sie erklärten, dass es sich um ein Ungleichgewicht der Botenstoffe im Gehirn handelte, dem man durch die richtigen Medikamente entgegensteuern konnte. Dieser Versuch hatte sich nach Ergebnis vieler Studien als Bumerang herausgestellt. Der Psychiater war zu einem Gehirnspezialisten geworden, der das biochemische Ungleichgewicht bekämpfen sollte. Insofern musste ich Kritikern vehement zustimmen, die an dieser Stelle die Gefahr sahen, dass nur einseitig Tabletten verschrieben wurden, anstatt eine aufwändigere Psychotherapie anzustreben. Es ging hierbei auch um die Entwertung der Erlebnisse eines Psychotikers und eine Reduzierung auf das Biomedizinische, was in gewisser Weise entwürdigend war. Außerdem hatte die Geltung des Stigmas aufgrund dieses Modells deutlich zugenommen und zu Angst und Vorurteilen geführt.

So waren Patienten bereits weit vor dem Beginn des Faschismus unmenschlich behandelt worden. Man hatte in den Anstalten gar nicht erst mit ihnen gesprochen und sie zu Krankenmaterial degradiert. Auch noch lange nach 1945 war diese Art der Nicht-Behandlung die Regel gewesen. Außerdem sollten nach Tobias' Ansicht Psychose-Erfahrene als Betreuer in Psychiatrien verstärkt zum Einsatz kommen. Das klang alles gut. Auch wenn mir der ganze gesellschaftskritische Aspekt nicht so wichtig erschien, gefiel mir daran, dass es Personen gab, die es unterstützten, einen Absetzversuch zu unternehmen.

Ich war dennoch unsicher, denn den Kontrollverlust, den ich bei der letzten Psychose erlebt hatte mitsamt Autounfall, der glücklicherweise glimpflich ausgegangen war, hatte ich nicht vergessen. Tobias schien meine Gedanken zu erraten. Er erwähnte das Modell der Soteria, die auch Weglaufhäuser genannt wurden. Sie boten einen geschützten Raum zum Ausleben der Symptome anstelle einer Behandlung mit Medikamenten, denn in einer Soteria wurden Neuroleptika nur im Notfall verabreicht. So glaubten Anhänger dieser Einrichtungen an die Selbstheilung der Patienten in einem unterstützenden Umfeld, das von Ruhe und Gelassenheit geprägt war. Die klassische Psychiatrie sei demzufolge ein Ort der Unmenschlichkeit, wo ein Patient auf eine Diagnose reduziert wurde. Es herrschten dort Zwangsmaßnahmen, und die Aufklärung über die Behandlungsrisiken wurde vernachlässigt.

Auf dem Weg nach Hause besorgte ich mir daraufhin ein paar passende Bücher. Psychosen wurden darin als natürlicher Prozess der Psyche beschrieben, um eine wichtige Reorganisation der eigenen Welterfahrung herbeizuführen. Dies war vergleichbar mit einer spirituellen Erfahrung. Das Durchlaufen und Gesunden von einer Psychose ermöglichte bessere Beziehungen zu anderen Menschen sowie ein qualitativ besseres Leben. Es handelte sich womöglich um eine innere Reise vergleichbar mit der Metamorphose eines Schmetterlings. Ich stutzte. Ich war mir eher hilflos und ausgeliefert vorgekommen in meinen akuten Phasen. Der Vergleich mit einem Schmetterling hatte etwas Absurdes und Beschönigendes. Auf der nächsten Seite war sogar von einer Wiedergeburt, von einem Erneuerungs- und Transformationsprozess zur psychischen Selbstheilung die Rede, den man nicht durch Neuroleptika behindern sollte. Personen, die diesen Prozess durchlaufen hatten, könnten bedeutende reformatorische Leistungen für die Gesellschaft erreichen. Am nächsten Tag wollte ich Johanna davon berichten und rief sie an. Sie warnte mich vor solchen Beschreibungen und sagte etwas von einer Romantisierung psychischen Leidens. Ich musste zustimmen. Die Wahrheit schien irgendwo in der Mitte zu liegen. In jedem Fall wusste ich aber, dass es so wie bisher nicht weitergehen sollte.

6.3. Der Absetzversuch

Da Frau Doktor Tüdelüt, die mich während meiner ersten Episode behandelt hatte, mittlerweile in einer anderen Klinik arbeitete und ich nicht mehr dauerhaft die Institutsambulanz eines Krankenhauses aufsuchen wollte, nutzte ich die Gelegenheit, um zu einer niedergelassenen Psychiaterin zu wechseln. Womöglich war ihr Name Frau Doktor Feinzweig. In Absprache mit meiner neuen Ärztin wagte ich nun Schritt für Schritt den Versuch, ohne Medikamente auszukommen. Frau Doktor Feinzweig war wesentlich erfahrener als Frau Doktor Tüdelüt, sie nahm mein Klagen über die Nebenwirkungen ernst. Über einen längeren Zeitraum wurde das Risperdal reduziert und dann schließlich ganz abgesetzt.

Eigentlich sollte nun Schluss sein mit Bewegungsstörungen, steifen Armbewegungen beim Gehen sowie der Unruhe in den Händen. Doch erst seit dem Absetzen der Medikamente erlebte ich, dass ich ständig damit befasst war, wie sich meine Zunge anfühlte. Sie fuhr beständig über meine Zähne und das Zahnfleisch. Von links nach rechts, von oben nach unten und zurück. Das ging den ganzen Tag so, ohne dass ich etwas daran ändern konnte. Ich hatte mit Akineton schon ein Medikament, das ich nach dem Absetzen meiner eigentlichen Medikamente einnahm, um diesen ewigen Fokus auf die Zunge loszuwerden. Außerdem fuhr ich mit meinen Händen ständig nervös hin und her. Meine Finger wollten sich einfach nicht entspannen. Als ich im Kino saß, wurde mir bewusst, wie die junge Frau neben mir ihren Freund darauf hinwies, welch merkwürdige Bewegungen ich die ganze Zeit machen würde, anstatt mich auf den Film zu konzentrieren. Als ich daraufhin im Internet recherchierte, las ich etwas von Anzeichen für Parkinson, was meine Stimmung nicht gerade aufhellte.

Weihnachten wusste ich nicht recht, wohin und hatte daher wieder ein paar Tage in London verbracht. Um Geld zu sparen, hatte ich aus dem preiswerten Hostel ausgecheckt und war abends in einen Club gegangen, um bis zum Abflug am nächsten Morgen durchzuhalten. Ich war recht sensibel geworden ohne Medikamente, die alle Umwelteindrücke abgefedert hatten, und fing am Flughafen grundlos an zu weinen. Die Menschenmassen waren mir wohl zu viel geworden so ganz ohne Rückzugsmöglichkeit.

An Silvester igelte ich mich daher erst einmal ein. Ich zog mich zurück und ging erst nach dem ganzen Fondue-Gedöns, das alle veranstalteten, kurz zu einer Party, wo ich für mein Zuspätkommen angeblafft wurde. Drei Tage später brach ich unter der Last mehrerer

Einkaufstüten fast zusammen, als ich versuchte, diese im Bus nach Hause zu transportieren, und fühlte mich völlig hilflos. Glücklicherweise half mir jemand mit meinen Tüten, woraufhin ich mich überschwänglich bedankte. Am nächsten Morgen begann ich damit, über ein paar Tage wieder eine kleine Dosis Risperdal, die ich noch zu Hause hatte, einzunehmen. Ich wollte einfach kein Risiko eingehen.

Am Abend war ich in einer Bar und trank ein Bier mit einigen Freunden. Ich saß wohl in einer komischen Position, denn ich spürte meine Füße von einem Moment auf den anderen nicht mehr. Sie waren beide gleichzeitig eingeschlafen. Ich bewegte sie hin und her, doch das taube Gefühl blieb bestehen. Frau Doktor Feinzweig, die mich behandelt hatte und mit mir den Absetzversuch plante, war nun in Elternzeit. Am nächsten Tag ging ich also zu einem anderen Psychiater. Nachdem er mir in die Füße gepikst hatte, kam er zu dem Schluss, dass alles in Ordnung sein müsste und man jedenfalls nichts an der Situation ändern konnte. Als ich ihm berichtete, dass ich einige Tage lang wieder mein altes Medikament eingenommen hatte, fuhr er mich an, dass ich mich endlich entscheiden solle, ob ich ohne Medikamente auskommen wollte oder nicht, und diese Entscheidung dann auch konsequent durchziehen musste. Er hatte sicher recht, aber ich gewann den Eindruck, dass ich mir besser wieder einen neuen Arzt suchen sollte. In jedem Fall hörte ich auf seinen Rat und entschied mich, komplett auf Medikamente zu verzichten.

Davon abgesehen lief alles rund. Ich verlor innerhalb von ein paar Wochen zehn Kilo Gewicht und fühlte mich nun viel lebendiger. Ein Freund, der sich sonst darüber mokierte, dass ich trotz des vielen Joggens immer noch einen Bauch hatte, empfahl mir, ich solle aufpassen, dass ich nicht noch dürrer würde. Ich achtete von nun an wieder mehr auf mein Äußeres, sah wieder gern in den Spiegel und hatte Spaß daran, selbst zu kochen. Zusätzlich hatte ich einen kleinen Aushilfsjob in der Agentur ergattert, wo ich vor dem London-Aufenthalt bereits mein Praktikum absolviert hatte, und die Arbeit machte mir tatsächlich Spaß. Jedenfalls setzte ich die neugewonnene Energie ein, um die mir anvertrauten Aufgaben recht ordentlich zu erledigen. Nach ein paar Wochen wurde eine Teilzeitstelle frei, und der Abteilungsleiter fragte mich, ob ich sie übernehmen wolle. Ich wollte und hatte noch genug Enthusiasmus, um wenig später nebenher ein Masterstudium zu starten. Irgendetwas mit Medien. Außerdem hatte ich kurz zuvor meine alte Wohnung gekündigt und ein neues Apartment in Mitte bezogen. Die Straße, in der meine Wohnung lag, war traumhaft schön. Nebenan war eine Bar, in der ich jeden Dienstagabend viel Zeit beim Biertrinken und Kickern verbrachte. Meine Taktik bestand darin, den jeweiligen Gegner durch möglichst viel Konfusion aus dem Rhythmus zu bringen, was erstaunlich oft gelang. Dazu lief netter Indie-Pop. Auf dem Weg zur Arbeit begegnete man schon mal Heike Makatsch, die in der Nachbarstraße residierte und meist einen Kinderwagen vor sich herschob. Zu alledem verstand ich mich mit meinem Freund Lars immer besser, und wir wurden schließlich ein Paar.

6.4. Die Kanzlerin im Rheingold

Mein neunundzwanzigster Geburtstag nahte, und ich wollte für meine Verhältnisse groß feiern. Mehr als zwanzig Gäste hatte ich eingeladen. Da wir uns gerade auf dem Höhepunkt der Finanzkrise befanden, hatte ich der Einladung ironisch einen Verzehrgutschein für eine Tasse Filterkaffee und ein Stück trockenen Kuchen beigefügt. Außerdem war ich im Netz auf Fototorten aufmerksam geworden und war hellauf begeistert. Mit Lebensmittelfarben konnte man auf Fondantpapier beliebige Fotomotive ausdrucken. Nach einigem Überlegen fiel mir das berüchtigte Bild von Angela Merkel ein, das kurz vorher durch alle Zeitungen gegangen war. Sie hatte sich zur Eröffnung der Osloer Oper in ein sehr gewagtes, tief ausgeschnittenes Abendkleid gehüllt. Ich hatte eine Schwäche für starke Frauen in der Politik. Wenige Tage später traf der Druck auf Zuckerpapier bei mir ein. Die passende Schokoladentorte hatte ich bereits gebacken und drapierte das Dekolletéfoto obendrauf. Das Kunstwerk dekorierte ich mit einigen farblich abgestimmten Marzipanrosen. Die Torte wurde ein voller Erfolg.

Allerdings verlangten alle Gäste nach einem Bruststück, sodass am späten Abend nur noch der Kopf übrig geblieben war, den anscheinend niemand essen wollte.

Als wenige Monate später der Bundestagswahlkampf startete, hatte ich mir einen Account im sogenannten »teAM09« erstellt. Dies war das soziale Netzwerk für CDU-Anhänger. Ich war natürlich kein echter Unterstützer, aber ich hatte einen ruhigen Abend vor dem Notebook verbracht und nichts Besseres vor. Ich gründete die Gruppe »Kuchen fürs Volk«. Zum Glück hatte ich an meinem Geburtstag Fotos von der Merkeltorte gemacht, sodass ich das Dekolletéfoto als Vorschaubild der Gruppe hochladen konnte. Recht schnell fand sie einige Dutzend Follower. Nach einigen Tagen erhielt ich eine Mail von einem Wahlkampfmanager mit der Bitte, den Titel der Gruppe zu ändern, da »Kuchen fürs Volk« zu sehr an Marie Antoinette erinnere und vom politischen Gegner ausgeschlachtet werden könne. Ich willigte ein, ab jetzt hießen wir »Backen muss sich wieder lohnen in Deutschland«.

Jeden Sonntag traf ich mich von nun an mit Lars, Tobias, Johanna und einigen anderen Freunden im nahe gelegenen Park, um einen Kuchenwettstreit auszutragen. Jeder kam mit Selbstgebackenem, und die beste Torte wurde Woche für Woche gewählt. Außerdem hatten wir ein Demonstrationsschild dabei mit einem Bild der Merkeltorte. Ich schoss regelmäßig Fotos und veröffentlichte diese im teAM09. Dort gab es nämlich ebenfalls einen Wettbewerb. Die Top-

10-Unterstützer, die sich Wahlkampfaktionen einfallen ließen, wurden mit einer ganztägigen Zugfahrt mit der Kanzlerin belohnt. Es war ein Nostalgiezug aus der Adenauer-Ära, der TEE Rheingold Express. Für jede Aktion, die man durchführte, wurden Punkte vergeben. Schließlich erhielt ich Post von der CDU. Ich hatte es klar in die Top 10 geschafft.

Es war endlich so weit. Es war mir gelungen, meine Tupperbox an den Sicherheitsbeamten vorbeizuschleusen. Den Vorabend hatte ich damit verbracht Merkel-Muffins zu backen. Dazu hatte ich kleine Versionen der Zuckerbilder verwendet mit dem Aufdruck des Dekolletéfotos der Kanzlerin. Ich war gerade rechtzeitig fertig geworden, um den Nachtzug nach Bonn zu nehmen. Von dort sollte der Rheingold am nächsten Morgen starten.

Nun saß ich neben einem Haufen Junge-Union-Anhängern in orangefarbenen T-Shirts in der ersten Klasse und bekam ein gutes Frühstück serviert. Nach kurzem Stopp für einen Wahlkampfauftritt in Frankfurt am Main und dem anschließenden Mittagessen ging es dann los. Die Kanzlerin hätte eine Stunde Zeit für uns, hieß es. Wir sollten uns gut benehmen, keine Fotos machen und interessiert Fragen stellen. Kurz darauf nahmen wir im Clubwagen Platz. Meine Tupperdose hatte ich natürlich mitgenommen. Im Gegensatz zu der orangefarbenen Masse hatte ich mich für ein grünes T-Shirt entschieden.

Als sie hereinkam, glitt ihr Blick direkt auf meine Tupperbox. »Was ist in der Dose?«, wollte sie wissen.

»Merkel-Muffins«, antwortete ich knapp.

Sie schaute skeptisch.

Ich öffnete die Dose und überreichte ihr einen Muffin mit ihrem eigenen Konterfei.

»Aha, mit Dekolleté«, stellte sie nüchtern fest. Die nächsten Minuten war sie damit beschäftigt herauszufinden, was es mit diesem seltsamen Gebäck auf sich hatte. »Wieso denn gerade Muffins?«, fragte sie als Nächstes und sah etwas entgeistert zu ihrem Generalsekretär herüber. Nach jeder Frage, die ich beantwortete, schaute sie etwas verwirrter. Schließlich erläuterte ich, dass man mit den Merkel-Muffins sehr gut Nichtwähler und Politikverdrossene erreichen würde. »Gibt es denn auch etwas dazu im Internet?«, brachte sich der Generalsekretär ein. Auf eine Webseite konnte ich selbstverständlich auch verweisen. Zu den Orangefarbenen sagte die Kanzlerin anschließend, dass es sinnvoller sei, sich kreative Dinge auszudenken, anstatt nur in der Fußgängerzone Wahlprogramme zu verteilen. Nach dem Gespräch kamen die JU-ler zu mir und fragten nach dem Rezept für die Merkel-Muffins.

6.5. Kreativität

Während psychotischer Wahnsinn klar etwas Negatives, nicht Wünschenswertes für mich war, musste man doch auch etwas Positives mit der damit verbundenen Verrücktheit anfangen können. Mit diesem Gedanken im Hinterkopf hatte ich mir wohl auch die Merkel-Muffins ausgedacht. Es sollte um Kunst, Dadaismus, Kreativität und eine Leichtigkeit gehen, die im Leben meines Vaters etwa, meiner Meinung nach, deutlich zu kurz kam. Vielleicht war meine Art von Humor auch ein Versuch, einen anderen Weg einzuschlagen als er es getan hatte. So war auch die Welt von Alice im Wunderland voller Merkwürdigkeiten, Nonsens und Wortspielen und schien mir passend als Flucht vor der langweiligen Realität.

Ich ging also ins Kino und sah mir mit Johanna die Neuverfilmung an. Der Sturz durch das Kaninchenloch sorgte, meiner aufkommenden Psychose nicht ganz unähnlich, für Desorientierung. Die Gesetze von Raum und Zeit schienen im Wunderland aufgehoben zu sein. Es herrschte das Chaos, das ich aus eigener Erfahrung kannte. Außerdem kam es dort zu einer veränderten Körperwahrnehmung durch das Trinken eines Fläschchens und das Essen eines Kuchens, die mit der Aufforderung »Trink mich!« beziehungsweise »Iss mich!« versehen waren. Dabei musste ich an meinen kiffenden Mitpatienten denken mit seiner drogeninduzierten Psychose. Aber auch meine Medikamente hatten für eine veränderte Körperwahrnehmung bei mir gesorgt. Die Identität von Alice veränderte sich durch solche Einwirkungen fortlaufend, so wie auch ich eine Veränderung meiner Persönlichkeit beobachtete.

In dieser Welt der unbewussten Träume und des unkonventionellen Verhaltens der Charaktere, wie zum Beispiel des verrückten Hutmachers, waren Nonsens und Verrücktheit alles andere als negativ besetzt. Diese Art der Abweichung hatte eine befreiende Wirkung auf mich. Ich dachte an Begriffe wie Fantasie und Imagination. Wenn ich schon diese Art der Krankheit in meine Identität einbauen musste, wollte ich versuchen, zu einem positiven Ergebnis zu kommen. Die Cheshire-Katze mit ihren hypnotisierenden Augen brachte es auf den Punkt, als sie sagte: *»We're all mad here.«*

7. Die Irrfahrt

7.1. Der Gott des Wahnsinns

Es war ein wenig ungewohnt, nach einer längeren Pause wieder zu studieren. Ich stand nervös vor dem Seminar und hielt ein Referat über Dionysos. Mit dem Gott und dem Prinzip hatte ich mich ja bereits in meinem Bachelorstudium befasst. In der Vorwoche hatte unser Prof bereits zu diesem Thema gesprochen, und meine Aufgabe war es nun, eine Zusammenfassung zu liefern. Diesem griechischen – und unter dem Namen Bacchus später römischen – Gott des Weins, des Wahnsinns und der Ekstase waren laut einer griechischen Erzählung in einer Art Kult die Frauen Thebens verfallen. Sie zogen in wahnsinniger Zerstörungswut auf einen Berg, wo sie in eine orgiastische Raserei gerieten und schließlich im Rahmen eines archaisch entfesselten Kultes nicht nur Wildtiere töteten, sondern schließlich auch den König von Theben in Stücke rissen. Es war die eigene Mutter, die ihren Sohn in einem Anflug von Wahn für einen Löwen hielt und tötete.

Meine eigenen bisherigen Erfahrungen mit diesem Gott des Wahnsinns waren zwar etwas weniger drastisch ausgefallen, aber ebenfalls beängstigend gewesen. Kein Wunder also, dass ich mich für dieses Vortragsthema entschieden hatte. Ich hoffte, dass niemand bemerkte, wie ich mir nervös mit der Zunge über die Lippen fuhr und meine Finger hin und her bewegte. Dies waren noch immer die Spätfolgen der Neuroleptika.

Doch ich schaffte es, mich zu konzentrieren, und landete unvermeidlich bei Nietzsche, der das dionysische Prinzip des Rauschhaften, der Musik und des Tanzes vom Apollinischen, der ästhetisch schönen Gestalt von Maß und Ordnung, abgrenzte. Vorbild für ihn war die griechische Kultur, die im Rahmen der attischen Tragödie ein Götterbündnis von Apollon und Dionysos schuf, bei dem beide Seiten im Gleichgewicht standen. Diese Form von Gleichgewicht herzustellen, war ich nun seit einigen Jahren selbst bemüht. Ohne eine solche Balance drohte, laut Nietzsche, der Wahnsinn nicht nur für Einzelpersonen wie mich, sondern auch übertragen auf eine bürgerliche Gesellschaft, die das dionysische Prinzip verdrängte. Er ging von einer Art Wiederkehr in Form von Barbarei aus, die verriet, dass hinter der brüchigen Fassade von Kultur und Konvention etwas Abgründiges lauerte.

Er selbst musste es am besten wissen, schließlich hatte er selbst den Verstand verloren. Diese recht bekannte Begebenheit spielte in Turin, wo ein völlig derangierter Friedrich Nietzsche aus Mitleid ein von seinem Kutscher gequältes Pferd umarmt haben soll und schließlich zusammenbrach. Es folgte eine Unmenge der sogenannten Wahnsinnsbriefe und die Unterbringung in einer Nervenheilanstalt. Meine Kommilitonen schauten mir aufmerksam zu. Nach Seminarende bekam ich eine Eins für meinen Vortrag. Ich musste wohl überzeugend gewesen sein.

Das Masterstudium machte mir Spaß, allerdings steigerte ich mich ein wenig zu sehr hinein. Ich saß an meinem Schreibtisch, vertieft in ein wunderbares Programm auf meinem Notebook. Es war ein Zettelkasten, den ich mit allen Informationen von meinen Notizen, die ich an der Uni gemacht hatte, füttern konnte. Nach einem langen Arbeitstag in der Agentur und mehreren Uniseminaren verbrachte ich meine freie Zeit also dort, las merkwürdige Bücher, die ich nicht wirklich verstand, und tippte Texte in diesen Kasten. Es gab einen Unterschied zwischen exoterischen und esoterischen Texten, hatte ich in einem Seminar gelernt. Die esoterische, also irgendwie geheime Bedeutung dieser Bücher, wollte ich herausfinden. Zunächst achtete ich auf Fußnoten, um zwischen den Zeilen zu lesen. Etwas Ungewöhnliches fand ich nicht. Ich konzentrierte mich auf das Aussehen der einzelnen Buchstaben und Wörter.

7.2. Stimmen

Jedes Mal, wenn ein Arzt eine Psychose bei mir diagnostizierte, kam es zu der Frage, ob ich denn auch Stimmen hören würde. Dies musste ein besonders quälendes Symptom sein, wovon ich glücklicherweise immer verschont geblieben war. Vielleicht war ich deshalb neugierig und wollte mich mit dem Thema etwas näher befassen. Das Hören von Stimmen konnte nicht allein Schizophrenen zugeschrieben werden, wies mich nun ein besonders schlaues Buch hin. Schließlich seien alle modernen Menschen einer Vielzahl von inneren Stimmen ausgeliefert. Genau genommen von der Stimme der Vernunft, des Gewissens, des Herzens, der Natur und so weiter. Außerdem nähmen Menschen all die Meinungen, Regeln, Lebensweisheiten, Erfahrungen und Wissenspartikel auf, die im Laufe des Lebens verinnerlicht wurden. Das mochte zwar stimmen, hatte aber wohl nicht viel zu tun mit den als quälend erlebten Stimmen, die manche schizophrene Patienten hörten.

Ein Autor aus der Kategorie verrückter Wissenschaftler faszinierte mich im Rahmen meines Studiums mit seiner steilen These: Demnach war das Hören von Stimmen bis zur Antike keine Besonderheit. Achill und Agamemnon befolgten Befehle von Stimmen, die ihnen übermittelt wurden. Diese Befehle sollen aus dem Sprachzentrum der rechten Hirnhälfte gekommen sein. In der *Ilias* handeln die Charaktere, während die Götter planen und denken. Laut dem Autor handelte es sich bei den Stimmen der Götter um eine spezielle Form von Halluzinationen.

Während das eine Sprachzentrum des Gehirns für Alltagssprache zuständig war, gab das andere die Sprache der Götter wieder, die besonders beim Auftreten von Stress verinnerlichte Wissenspartikel der Ahnen äußerten. Man kann also nicht von heutigem Bewusstsein sprechen. Es war der bikamerale, also in zwei Kammern geteilte Geist, der eine befehlende Komponente und eine ausführende hatte. Nicht der Mensch entschied oder handelte, sondern die halluzinierten Götter befahlen, und die antiken Menschen folgten den Anweisungen. Da es kein Bewusstsein gab, kann man sich diese Welt eher als einen Traum denken und nicht als Realität. Das reflexive Bewusstsein wäre demnach also erst zweitausendfünfhundert bis dreitausend Jahre alt. Ich machte mir Notizen und pflegte sie in meinen Zettelkasten ein.

Die Kompetenz zur Reflexion war demnach also erst nach einem langen Entwicklungsprozess entstanden. Kriege, Katastrophen und Völkerwanderungen sowie vor allem die Entstehung der Schriftkultur waren die Gründe für das Entstehen des Bewusstseins. Schizophrene in der heutigen Zeit wurden daher als Nachhut bezeichnet, die noch immer in der Lage waren, die Stimmen aus der rechten Hirnhälfte zu hören. So gesehen war es eine Art krankhafter Rückfall in das Welterleben des vorhomerischen Zeitalters. Ob diese kaum beweisbare These irgendeinem Betroffenen weiterhalf, ließ ich einmal dahingestellt.

7.3. Der Urlaub

Es ging nach Italien. Ich hatte für meinen Freund Lars und mich eine extrem schicke Villa in der Nähe von Sorrent gemietet, die mich an James-Bond-Filme erinnerte. Pool oder Strand konnte ich jedoch nicht so recht würdigen, da ich besessen davon war, meine wissenschaftlichen Bücher zu lesen. In meinem Leserausch hatte ich völlig vergessen, dass diese nicht im Geringsten mit meinem eigentlichen Studium zu tun hatten. Außerdem hatte ich *Doktor Faustus* von Thomas Mann mitgenommen und fing an, dieses Buch rückwärtszulesen. Der Roman passte so gar nicht zur paradiesischen Atmosphäre, aber ich las ihn trotzdem. Sehr eigenwillige Charaktere traten dort auf. Eine verschrobene Nebenfigur sagte am Ende jedes Satzes »Tüdelüt«.

Nicht weit entfernt lag Capri, die Insel der Sirenen, wo schon Odysseus seine Abenteuer verbracht hatte. Ich las etwas über griechische Mythologie und hörte Musik, während ich auf einer Liege saß und meinen Blick vom Meer über den Pool bis zur James-Bond-Villa schweifen ließ. Noch ahnte ich nicht, welche Odyssee mir selbst bevorstand.

In diesem Urlaub gab es zahlreiche stressverursachende Faktoren. Einer war der Verlust meines Portemonnaies, als drei Frauen mich mit einem Trick hereingelegt hatten. Sie warfen mir ein Baby zu und riefen dabei: »Baby, Baby, Baby!« Ich hatte nur die Wahl, das Kind fallen zu lassen oder es aufzufangen. Ich fing das

Baby auf. In der Zwischenzeit griffen sie mir in die Tasche und nahmen mein Portemonnaie an sich. Ich kam mir so blöd vor. Zum Glück hatte ein nettes Mädchen dies mitbekommen und half mir dabei, mein Portemonnaie zurückzubekommen. Ich war sehr aufgebracht. Dazu kam ein Streit mit meinem Freund, der offensichtlich andere Vorstellungen von einem romantischen Italienurlaub hatte. Als er schließlich, nachdem wir während eines Rom-Ausflugs endlich an der Spanischen Treppe angekommen waren, statt Wein und Ciabatta mit mir zu kaufen, unbedingt zu McDonald's marschieren musste, schlug ich ihm seinen BigMac aus der Hand, als er zurückkam.

Wenige Tage später unternahmen wir einen weiteren Ausflug. Es ging nach Capri. Endlich war es so weit, ich war mit Kapitel eins von *Doktor Faustus* fertig. Ich hatte das komplette Buch kapitelweise rückwärtsgelesen. Nach Sloterdijks *Schäumen* wurde dieses Buch im Nachhinein zum bösen Buch erklärt. Zumindest mein Freund meinte, die Lektüre hätte mit zu meiner Psychose beigetragen. Verbrannt habe ich es trotzdem nicht. Ich saß also ein paar Tage nach dem Rom-Ausflug an diesem wunderbaren Strand auf Capri und verspürte einen Glücksmoment. Dann jedoch erkannte ich die bedeutungsvolle Position zweier Schiffe im Meer. Mit wirren Gedanken im Kopf ging ich ins Wasser.

Zurück in unserer Unterkunft setzte ich mich auf den Balkon und tippte wie verrückt auf mein iPhone ein, da meine Gedanken schneller waren, als ich mitschreiben konnte. Nachts lag ich wach. Als Lars am nächsten Morgen zu einem weiteren Ausflug aufbrechen wollte, blieb ich zurück, da ich lieber an den Strand gehen wollte. Nach einigen Stunden kehrte er zurück, und ich merkte, dass der Tag an mir vorbeigezogen war, ohne dass ich irgendetwas gemacht hatte.

7.4. Verloren

Nachdem wir am nächsten Tag am Flughafen von Neapel erfuhren, dass unser Rückflug ausfiel, mussten wir in einer langen Schlange warten, um zu erfahren, wie es nun weitergehen würde. Es fiel mir zunehmend schwer, nicht abzudriften. Schließlich wurden wir mit einem Bus zu einem Hotel gebracht. Nachts hörte ich komische Geräusche aus dem Nachbarzimmer. Ich war überzeugt, dass hinter einem Spiegel jemand saß und uns beobachtete. Außerdem war ich von dem Hotelmagazin fasziniert und höchst konzentriert damit befasst, Anmerkungen der wirrsten Art hineinzukritzeln. Am nächsten Morgen ging es weiter zum Bahnhof von Neapel. Wir wollten den Zug nach Rom nehmen, um einen Tag später von dort nach Hause zu fliegen. Am Bahnhof angekommen sprach mich eine Roma-Frau an. Ich kaufte ihr eine Karte ab, und sie segnete mich.

Als unser Zug dann in Rom ankam, lief ich weg. Lars fand mich schließlich, und zusammen fuhren wir zum Hotel. Es war sehr stilvoll eingerichtet. Mein Freund merkte zwar, dass ich mich ungewöhnlich verhielt – dass etwas ganz Grundlegendes mit mir nicht stimmte und ich in eine Welt aus Wahn geraten war, ahnte er aber nicht. Während er ein paar Sachen auspackte, verließ ich das Hotelzimmer und irrte durch die Straßen. Die Orientierung hatte ich komplett verloren. Mehr durch Zufall und mit Hilfe eines Taxifahrers fand ich Stunden später zurück zum Hotel.

Am nächsten Morgen nahmen wir ein Taxi zum Flughafen. In meinen Gedanken war ich weit weg. Doch das Problem war, dass ich mich nicht mitteilen konnte. Nach außen hin verhielt ich mich relativ normal. Lars kam nicht auf die Idee, dass ich mich mitten in einer Psychose befinden könnte. Er gab mir mein Flugticket, und wir verabschiedeten uns. Da wir eine Fernbeziehung hatten, flog seine Maschine bereits etwas früher, und er verschwand im Getümmel.

Langsam wäre es an der Zeit gewesen, dass auch ich mich in die lange Schlange einreihte, doch die Menschenmassen wurden mir zu viel. Ich ging aus dem Gebäude und lief eine Straße entlang, die sich nach einer Weile als Sackgasse entpuppte. Eine Stunde später war ich erneut am Flughafen angekommen.

Ich stellte mich in eine ruhige Ecke. Links und rechts packten Leute ihre Koffer um. Ich war überzeugt, dass sie die notwendigen Utensilien für eine OP heraussuchten. Sie wollten mich sicher fixieren und dann zwangsoperieren. Nach einer gefühlten Ewigkeit verschwanden sie wieder. Ich lief hinter einem Mann her, dessen Gesicht mir bekannt vorkam. Er drehte sich zu mir um: *»Are you following me? Don't follow me!«*, herrschte er mich an.

Ich ging in einen Kiosk und sah mir die Magazine an. In meiner Verzweiflung wusste ich gar nicht mehr, wohin. Der Tag am Flughafen kam mir endlos lang vor. Nach einigem Überlegen stieg ich in den Bus, der zum Bahnhof fuhr, während es schon dunkel wurde. Mein Körper fing an zu zucken. Zunächst merkte ich, wie meine Hände und Arme unruhig wurden, dann fingen meine Zähne an zu klappern. Ich erinnerte mich an meine beiden vergangenen Schüttelanfälle. Mein Blick fokussierte alles Dunkle, da ich das Gefühl hatte, nicht länger ins Licht sehen zu können.

Nachdem ich aus dem Bus ausgestiegen war, stand ich vor dem Bahnhof von Rom. Wieder einmal. Das Zucken wurde immer stärker. Doch im Unterschied zum letzten Mal war ich nun nicht auf einer abgelegenen Wiese, wo mich niemand sehen konnte, sondern mitten in einer Großstadt. Ich führte rhythmische Bewegungen aus, fing langsam an zu tanzen, um das Zucken in geordnete Bahnen zu lenken. Niemanden schien es zu interessieren. Nach einer gefühlten Ewigkeit war es endlich vorbei. Ich nahm meine Reisetasche, in der sich meine Bücher, meine American-Apparel-Shirts, meine Jacke, mein iPhone, mein Reisepass, Schlüssel und Kreditkarten befanden, und warf sie im hohen Bogen von mir. Ich verschwand in einer Seitenstraße. Eine Weile irrte ich umher und landete schließlich in einem Restaurant.

Eigentlich suchte ich Hilfe, aber ich wusste nicht, wie ich mich verständlich machen sollte. Mein Kopf war gefüllt mit den wirrsten Gedanken, die ständig wechselten. Nachdem ich längere Zeit einfach dasaß und ins Leere starrte, wurde mein voller Teller abgeräumt. Ich musste Hunger gehabt haben, konnte aber nichts essen. Als sich herausstellte, dass ich kein Geld dabeihatte und auch weiterhin gar nichts sagte, brachten sie mir Stift und Papier. Ich sollte meinen Namen aufschreiben. Ob ich ihn nicht mehr wusste oder nicht preisgeben wollte, kann ich nicht mehr nachvollziehen.

7.5. Notfall

Ich fand es etwas unverhältnismäßig, als wenig später ein Notarztwagen mit Sirene vor dem Restaurant auftauchte, um mich in Empfang zu nehmen. Körperlich fehlte mir nichts weiter, und die ganze Sache war mir auch peinlich. Dennoch war ich froh, dass mir geholfen wurde. Der Sanitäter begleitete mich zum Wagen, wo er mir in den Finger piksen wollte, wohl um eine Blutprobe zu nehmen. Ich zitterte vor Angst, ließ es aber zu. Wir fuhren durch das nächtliche Rom, bis wir bei der Notaufnahme ankamen. Diese war grell beleuchtet. Es gab kleine Monitore, die abwechselnd verschiedene Räume zeigten.

Schon kam der nächste Krankenwagen mit einer verletzten alten Dame. Sie wurde auf einer Trage hineinmanövriert. Ihr Mann lief hinter der Trage her. Die Dame stöhnte. Eine Sanitäterin mit kurzen dunklen Haaren redete ruhig mit mir. Sie hätten viel zu tun, und was mir denn eigentlich fehle, wollte sie wissen. An einem Computer konnte ich ihr schließlich die Website der James-Bond-Villa zeigen, wo mein Freund und ich die letzten Tage verbracht hatten.

Schließlich wurde ich zu einem englischsprachigen Arzt geführt, der mir allerhand Fragen stellte. Ich kann mich nicht mehr erinnern, was er wissen wollte oder was ich antwortete. Eine Krankenschwester brabbelte auf Italienisch auf mich ein. Sie sprach sehr schnell, und ich verstand kein Wort. Man geleitete mich anschließend durch verschiedene Räume. In einem Zimmer stand ein merkwürdiges Gerät. Es scannte meinen Körper einmal komplett durch. Eine Urinprobe gab ich auch ab. Dann wurde ich plötzlich sehr müde und landete in einem Raum, in dem auch eine Reihe anderer Patienten saßen. Ich schlief ein.

Von diesem Moment an begann mein erster Filmriss. Ich erinnere mich noch, dass ich als Nächstes in der deutschen Botschaft gelandet war, um nach einem neuen Pass zu fragen. Wie ich dort hingekommen war und wie man schließlich meine Identität herausgefunden hatte, weiß ich nicht. In der Botschaft teilte man mir freundlich mit, dass ich in ein anderes Gebäude gehen musste, um Fotos für einen Ersatzpass anzufertigen. Leider fand ich den Weg dorthin nicht oder wurde durch irgendwelche sonstigen Gedanken davon abgelenkt.

Ich ging als Nächstes zu einem Hotel, in dem ich mich ausruhen konnte. Jemand musste mich dort angemeldet haben, denn ich bekam sofort ein Zimmer, ohne Dokumente oder Geld vorweisen zu müssen. Nachdem ich mich ein wenig erholt hatte, plünderte ich die Minibar, da ich großen Durst hatte. Die Sachen, die ich nicht trinken oder essen wollte, steckte ich in eine lange Socke, die ich unter die Bettdecke legte. Die Socke sollte sich ausruhen. Lange hielt ich es im Zimmer jedoch nicht aus. Kurz darauf verließ ich das Hotel erneut Richtung Bahnhof, getrieben von wirren Gedanken.

7.6. Von Bahnhof zu Bahnhof

In der Nähe des Bahnhofs lagen viele Mülltüten auf der Straße. Hochinteressant! Ich musste natürlich nachsehen, was darin verborgen war. Ich fand ein riesiges hellblaues Hemd und Stöckelschuhe. Ich bildete mir ein, dass mir das Hemd wunderbar stehen würde, und zog mich auf der Bahnhofstoilette um. Dann versuchte ich, in den Stöckelschuhen zu gehen, aber es klappte nicht so recht. Ich sah eine erbarmungswürdige alte Frau im Rollstuhl, ging zu ihr hin und zog ihr ungefragt die High Heels an. Sie ließ es geschehen.

Kurz darauf stieg ich in einen beliebigen Zug. Auf den Plätzen hinter mir hatten zwei Personen Platz genommen. Ich konnte ihre Gesichter nicht sehen, war aber überzeugt, dass es Johanna und Tobias sein mussten. Sie lachten. Bestimmt war das hier eine Art versteckte Kamera, und gleich wäre der ganze Spuk zu Ende. Doch zunächst musste ich herausfinden, worum es bei diesem Rätsel, das für mich inszeniert worden war, eigentlich ging. Neben dem Fenster gab es kleine Abfallbehälter. Darin befand sich zerrissenes Papier. Es musste für mich bestimmt sein. Ich versuchte also, die Schnipsel zusammenzupuzzeln. Es kam jedoch nichts Sinnvolles dabei heraus, sodass ich von einem Platz zum anderen lief und die weiteren Abfallbehälter durchsuchte. Tobias und Johanna waren in der Zwischenzeit wieder ausgestiegen. Womöglich war es doch keine versteckte Kamera, und meine lächerliche Situation war aussichtsloser, als ich dachte.

Ich stieg an einem kleinen Bahnhof aus. Er lag an einem Märchendorf, das von merkwürdigen Wesen bewohnt wurde. Dementsprechend traute ich mich auch nicht, an einer Tür zu klingeln, um nach Wasser zu fragen, obwohl ich Durst hatte. Durch Zufall landete ich an einem Campingplatz. Das Märchendorf lag am Meer. Ich zog mich bis auf die Unterhose aus und ging baden. Es war ein heißer Tag, und diese Erfrischung tat gut. Da lag ein Handtuch, das ich sicher benutzen konnte. Ich trocknete mich ab und ging weiter. Nach einer Weile hatte ich alles gesehen und kehrte zum Bahnhof zurück. In einem Ständer fand ich einen Haufen Werbemagazine, die ich am Bahnsteig auf dem Boden verteilte. Auf diese Art konnte ich sicher das ein oder andere Magazin verkaufen, um Geld für eine Fahrkarte zu verdienen.

Zwei Carabinieri tauchten auf und sprachen mich an. Sie wollten wissen, ob alles in Ordnung sei. Natürlich war es das. Ich erklärte ihnen mein Businessmodell, und sie verschwanden wieder. Im Müll fand ich kurz darauf eine Fahrkarte, die sicher noch gültig war. Daraufhin sprach mich ein heruntergekommen aussehender junger Mann an. Er zeigte immer wieder auf meine Schuhe. Ich kannte mich mit der Bibel nicht aus, aber es war klar, dass ich eine barmherzige Heldentat vollbringen musste. Daher zog ich, ohne darüber nachzudenken, meine Schuhe aus und gab sie ihm. Barfuß stieg ich in den nächsten Zug.

Keine Ahnung, wo ich nun war. An einer kleinen Station war ich wieder ausgestiegen und lief umher. Immer wieder hatte ich das Gefühl, es käme mir etwas bekannt vor. Ich fand ein italienischsprachiges Magazin auf einem Parkplatz am Boden. Es war irgendetwas Religiöses. In meinem Wahn dachte ich auch hier, es gäbe geheime Botschaften, die mir den richtigen Weg zu einem bestimmten Haus weisen würden. Da ich meine Schuhe bereits verschenkt hatte, lief ich seit einer ganzen Weile barfuß herum. An dem kleinen Bahnhof dieses Ortes hatte ich schon versucht, jemandem den Koffer wegzunehmen, ohne Erfolg. Auf dem

Boden lagen überall Kieselsteine, sodass das Laufen schmerzte. Außerdem hatte ich seit einer Ewigkeit nichts mehr getrunken. Da ich kein Geld hatte, konnte ich mir auch nichts besorgen. Schließlich fand ich den Weg zurück zum Bahnhof.

Es war ein unheimliches Gefühl, als ich realisierte, was gerade passierte. Ich saß wieder in einem Zug, wieder ohne Ticket, und war enorm müde. Es schien niemanden zu interessieren, dass ich die ganze Zeit schwarzfuhr. Ich hatte versucht zu schlafen, was mir aber nicht gelang. Die Endstation war schon erreicht, aber ich blieb einfach sitzen und fuhr weiter. Schließlich war der Zug an seinem endgültigen Halt angekommen. Dort stieg ich aus. Ein grelles Licht strahlte mich an. Ich sah direkt hinein, so lange, bis ich helle Flecken vor mir sah, als ich meine Augen schloss. Einige Leute putzten den Zug. Ich wollte helfen, doch man schickte mich weg. Ein weiterer Filmriss folgte.

Ich befand mich, wieder einmal, an irgendeinem kleinen Bahnhof. Was in den letzten Tagen oder Stunden passiert war, weiß ich nicht. Meine Erinnerung bestand nur noch aus Fetzen. Ich weiß nur, dass ich äußerst aufgekratzt, um nicht zu sagen manisch war. Ich nahm die aufgemalte gelbe Warnlinie, die *linea gialla*, nicht mal wahr und lief über die Gleise, wo ich schließlich von ein paar Carabinieri abgefangen wurde. Es war meine Rettung. Ich redete und redete, machte komische Bewegungen und gestikulierte vor mich hin. Meine nächste Erinnerung war das Wartezimmer der Notaufnahme.

7.7. Eine richtige Klapse

Nachdem mich die Carabinieri dorthin gebracht hatten, war ich noch immer manisch. Die vielen Gesichter im Wartebereich kamen mir bekannt vor. Da saß mein alter Klavierlehrer. Ich lächelte ihn an. Er lächelte zurück. Was ihm wohl fehlte? Ein paar Plätze weiter erkannte ich den Exfreund meiner Schwester. Auch er lächelte, als ich zu ihm ging. Ich lief weiter durch den Raum, vorbei an den Mitarbeitern, die ihren PC unbeaufsichtigt gelassen hatten. Ich sah mir den Monitor an und fing an zu tippen.

Ich wachte auf, da etwas Ungewöhnliches an meinem linken Arm zu spüren war. Es juckte. Ich öffnete die Augen und versuchte, mich zu kratzen. Wo ich war, wusste ich wieder nicht so recht. Es sah jedenfalls aus wie ein Krankenhauszimmer. Ich lag in einem Bett, und an meinem Arm hing eine Kanüle, die mit einem Tropf verbunden war. Links neben mir saß ein sehr gut aussehender Pfleger, der mich davon abhielt, die Kanüle abzureißen. Ich schlief wieder ein.

Ich wurde erneut wach, und mein Blick fiel auf meinen anderen Arm. Der obere Teil war verfärbt, es waren Bissspuren zu erkennen. Wie lange ich unterwegs war, wo ich umhergeirrt war, es waren nur Fragmente, an die ich mich erinnern konnte. Später dachte ich, dass es auch besser sei und es gute Gründe gebe, dass mir die Erinnerung fehlte. Wer oder was mich gebissen hatte und was ich wohl getan haben musste, dass es dazu kam, weiß ich bis heute nicht.

Nachdem ich – vom vielen Haldol völlig zugedröhnt – zu mir kam, merkte ich, dass ich noch immer dieses viel zu große Hemd trug. Die Hose war zerrissen, Schuhe hatte ich nach wie vor keine. Außerdem musste ich feststellen, dass ich mir seit einer Ewigkeit nicht mehr die Zähne geputzt hatte. Ich ging zum Waschbecken und versuchte, sie mit meinem Zeigefinger zu reinigen. Vom Tropf war ich befreit, konnte also duschen, zum ersten Mal seit vielen Tagen. Danach schlief ich wieder ein. Manchmal wurde ich zum Essen geweckt, manchmal ließ man mich schlafen.

Die Frau fiel hin und wartete darauf, dass ihr jemand aufhalf. Ich war so nett und übernahm es. Wenig später fiel sie wieder, und ich half ihr erneut auf. Daraufhin brabbelte sie etwas auf Italienisch. Meine Sprachkenntnisse reichten gerade so, um im Restaurant Pasta und Wein zu bestellen und um unsere James-Bond-Villa zu buchen. Doch an diesem Ort war ich überfordert. Da kam der langhaarige Typ um die Ecke, vor dem ich etwas Angst hatte, und rief mir, wie immer, zu: »*Ah, paziente inglese!*« Da niemand Deutsch verstand, aber dafür ein paar Personen einige Brocken Englisch mit mir sprachen, war ich »Der Englische Patient«.

Der nächste Tag war schön und sonnig. Heute hatte man mich zum Mittagessen geweckt. Es gab Pasta mit sehr gutem Parmesan. Die Frau ließ sich wieder einmal fallen. Ich hatte mich inzwischen daran gewöhnt, ließ sie liegen und ging in den kleinen Garten. Die Sonne schien mir ins Gesicht. Jemand schnitt den

Patienten die Haare. Ich war endlich wieder etwas bei mir und ging zur Tür, hinter der sich die Pfleger befanden. Ich wusste nicht nur meinen Namen, sondern hatte auch die Telefonnummer meiner Schwester im Kopf. Sie hatte dieselbe vierstellige Nummer übernommen, die unsere Familie schon damals hatte, als ich noch ein Kind gewesen war. Ich hörte es klingeln. Sie war überrascht, dass wirklich ich es war, der anrief. Nach einem kurzen, emotionalen Gespräch gab ich den Hörer weiter an eine Pflegerin. Zwei Tage später stand Lars in meinem Zimmer in der Klapsmühle, die diesen Namen wirklich verdiente. Wir umarmten uns. Es war endlich vorbei.

Ich bat ihn, mir eine Zahnbürste zu kaufen. Als er zurückkam, hatte er auch Schuhe und ein paar Klamotten dabei. Er berichtete mir, dass ich in der schönen Toskana sei. Im gleichen Ort hatte ich vor Jahren bereits einen Sprachkurs belegt. Johanna hatte in der Zwischenzeit einen Platz in einer offenen Station in einem Berliner Krankenhaus für mich organisieren können. Es bedurfte etwas Überzeugungsarbeit bei dem Psychiater der italienischen Klinik, der mich behandelte, bis er mich für fähig hielt, gemeinsam mit Lars einen Flug nach Berlin zu überstehen.

8. Rückkehr

8.1. Therapiehunde

Heil in Berlin angekommen bekam ich ein Bett in einer Klinik zugewiesen. Das Essen war in Italien besser, das Wetter natürlich auch. Dafür gab es hier Therapiehunde, mit denen man im Garten spielen konnte. Ich bekam von Freunden eine Ersatzkarte für mein Handy und hörte meine Mailbox ab. Es waren zahlreiche Nachrichten darauf von Leuten, die wissen wollten, wo ich sei. Mein Vater hatte meine Odyssee verhältnismäßig gut überstanden. Ich war froh zu hören, dass er seine Tabletten genommen und gesund geblieben war. Ich ahnte nichts davon, aber es hatte sich in meiner Abwesenheit eine spezielle Italiensuchtruppe zusammengetan. Ich war nur halb aufnahmefähig, als ich davon erfuhr, wie viel organisatorischer Aufwand dahintersteckte beziehungsweise wie viele Gedanken sich alle Beteiligten in der zurückliegenden Woche gemacht haben mussten. Man berichtete mir, wer alles an meiner Suche beteiligt gewesen sei.

Meine Schwester und mein Schwager, mein Partner, mein Chef und mehrere Freunde hatten sich in meiner Abwesenheit zu einem Netzwerk zusammengeschlossen. Ich war als vermisst gemeldet worden. Nebenher hatten sie alle Krankenhäuser telefonisch kontaktiert und nach mir gefragt. Jeden Tag haben sie nach mir gesucht. Sie hatten auch von meinem Versuch erfahren, bei der deutschen Botschaft einen Passersatz zu beantragen. Morgens und abends gab es eine Rundmail an das Team, um den neuesten Stand mitzuteilen.

Die Ergotherapie bestand in dieser Klinik zum Glück nicht nur aus langweiligen Bastel- und Töpferarbeiten, für die ich weder Lust noch Talent besaß. Hier gehörte der Einsatz von Tieren zum Konzept der Station. Es brauchte aber nicht gleich Delfine oder andere derart außergewöhnliche und in einer Klinik schwer zu haltende Exoten für die Therapie von psychisch Kranken. Eine der freundlichen Praktikantinnen, die sich mehr Zeit für die Patienten nehmen konnten als die vielbeschäftigten Ärzte, erklärte mir, als es mir bereits etwas besser ging, dass es wissenschaftliche Studien gab, die belegten, dass Hunde angstlösend und stressreduzierend auf Patienten wirken konnten. Sie sorgten außerdem für eine kurzzeitige Verbesserung des Wohlbefindens bei Patienten.

Man konnte zwar argumentieren, dass diese Studien im Hinblick auf Psychosen nicht besonders belastbar waren, da einige von ihnen nur mit einer relativ kleinen Versuchsgruppe von Schizophrenen durchgeführt werden konnten, aber die Ergebnisse waren dennoch vielversprechend und sollten zu weiteren Studien anregen, erklärte sie mir, während wir gemeinsam die Früchte für einen Obstsalat schnippelten. Einige Rassen, wie zum Beispiel der Labrador, seien besonders geeignet aufgrund der ihnen zugeschriebenen Charaktereigenschaften. Außerdem verstand ein ausgebildeter Therapiehund, wenn er es mit jemandem zu tun hatte, der ängstlich war oder nicht kommunizieren wollte, und vermied dementsprechend den Kontakt.

Ich hingegen mochte die anwesenden Hunde sehr gerne. Im Gegensatz zu einigen schillernden Persönlichkeiten in diesem Krankenhaus hatte ich keine wahnhaften Gedanken im Umgang mit ihnen und fühlte mich wohl. Neben der angstlösenden Wirkung, die ich bestätigen konnte, wurden durch sie vor allem Eskalationen vermieden. Man ging davon aus, berichtete mir die Praktikantin weiter, dass schon die bloße Anwesenheit der Tiere genüge, um die Stimmung zu verbessern und für etwas Abwechslung im Klinikalltag zu sorgen. So kam es auch bei mir schließlich zu einem Rückgang der Negativsymptomatik. Hunde waren zudem imstande, einen Zugang zu vielen Menschen zu finden, die sonst eher als kontaktscheu galten. Manche Patienten erinnerten sich durch den Kontakt mit dem Therapiehund an persönliche Geschichten aus ihrer Vergangenheit und begannen daraufhin, sich zu öffnen.

8.2. Mitpatienten

Es handelte sich um eine offene Station. Die Leiter dieser Einrichtung dachten nämlich, dass Zwang sich nur kontraproduktiv auf die Patienten auswirken und Kontrolle eher zu Aggressivität beitragen würde. Das bedeutete im Klartext, dass ich beliebig viel spazieren gehen konnte. Ein Mitpatient animierte mich, eine Runde mit ihm zu gehen. Es war bereits spät. Er schnorrte mich an, dass ich ihm etwas zu essen kaufen sollte. Wir gingen zum nahe gelegenen Bahnhof, wo ich ihm in einer Bäckerei ein paar Stücke Kuchen kaufte. Wir schauten uns den Fahrplan an. Er meinte, ich solle nach Stuttgart fahren, denn er hätte dort Freunde, die ich besuchen könnte. Zum Glück entschied ich mich dagegen. Ich hatte erst einmal genug Zeit in Zügen verbracht.

Zurück auf der Station ging ich in das Zimmer des Zottels, der im Garten der Psychiatrie immer Gitarre spielte und dazu die merkwürdigsten Texte sang. Davon abgesehen sagte er nicht viel. Da stand ein umgedrehter Plastikbecher auf einem Regal. Ich hob ihn an, um zu schauen, was sich darunter befand. Es waren lauter kleine Maden, die umherkrabbelten. Ich warf den Becher erschrocken weg und lief aus dem Zimmer. Später schrie mich der Zottel an, als er herausfand, dass ich es gewesen war.

Mein erster Zimmernachbar war ein junger Pole, der eigentlich ganz freundlich war. Aufgrund seines blassen Teints und der schwarzen Haare dachte ich allerdings in meinem Wahn, dass er ein Vampir sei. Nachdem er entlassen worden war, war eine merkwürdige Gestalt mit langen, ungepflegten Haaren mein zweiter Zimmernachbar. Er hatte ein Bild von seinem Wellensittich aufgestellt, das er den ganzen Tag lang ansah, ohne sich zu bewegen. Es brachte mich auf die Palme, dass er einfach nur dasaß und dieses lächerliche Foto anstarrte. Ich musste ihn aus der Reserve locken. »Wie heißt denn dein Wellensittich?«, wollte ich wissen.

Zunächst ignorierte er mich und starrte weiterhin auf das Bild. Nach einer Weile drehte er sich schließlich zu mir um und sagte mit brüchiger Stimme: »Püppchen.« Dann wandte er sich auch schon wieder dem Foto zu.

»Wer füttert Püppchen denn jetzt, wo du hier bist?«, wollte ich wissen.

»Meine Mutter«, sagte er leise.

»Womöglich stimmt das gar nicht«, mutmaßte ich. »Vielleicht ist Püppchen … tot.«

Er stand auf und schrie mich an. Schließlich verließ er tobend das Zimmer.

Es war Zeit für meine Tabletten. Ein Pfleger war besonders lustig. Zur Medikamentenausgabe tat er immer so, als wäre er ein Barkeeper und kredenzte all seinen Gästen einen kleinen Untrunk. Mir bot er immer ein »Tavörchen« an. Tavor nahm ich sehr gerne ein. Es entspannte den Körper. Er lobte mich dafür, dass ich meinen komischen, langhaarigen Zimmergenossen zum Reden gebracht hatte. Dieser sei seit Jahren immer wieder Patient und hätte zuvor kaum etwas gesagt. Meinen Trick verriet ich ihm allerdings nicht.

Toll war dieses iPad. Ich beschäftigte mich rund um die Uhr damit. Unter anderem änderte ich meine Kontakte im Adressbuch zu Fantasienamen ab. Leider dauerte es – ähnlich wie bei den Speisen und Getränken in meiner iTunes-Bibliothek bei der vorigen Episode – eine Ewigkeit, bis ich sie später, als es mir besser ging, wieder korrigiert hatte. Ansonsten nutzte ich das Gerät, um Musik zu hören. Das tat mir wirklich sehr gut und war eine willkommene Abwechslung von all den irren Gedanken, die auf mich einprasselten.

Ich legte es zur Seite, denn Johanna war zu Besuch gekommen. Problematisch nur, dass ich gerade überzeugt war, ich müsste in einer Geheimsprache sprechen. Wir gingen spazieren. Ich sah in die Sonne, bis ich wegschauen musste. Während ich anfing zu reden, schloss und öffnete ich die Augenlider immer wieder in einem immensen Tempo. Durch dieses Blinzeln war ich in der Lage, in jener Geheimsprache zu kommunizieren. Außerdem hatte ich mir eine Marotte angewöhnt, die ich mir aus *Doktor Faustus* abgeguckt hatte. Im Roman gab es die besagte Nebenfigur, die jeden Satz mit dem Wort »Tüdelüt« beendete. Ich war begeistert davon. Oft hatte ich in diesen Tagen Wortfindungsschwierigkeiten, sodass ich statt des fehlenden Wortes einfach ein »Tüdelüt« einsetzte. Johanna ließ sich aber nichts anmerken und unterhielt sich ganz normal mit mir. Schließlich gingen wir wieder auf die Hundestation.

Als Nächstes stand eine Gesprächsrunde an, leider ohne die schönen Therapiehunde. Unter anderem war ein Herr anwesend, der wegen eines Alkoholproblems auf der Station war. Sein Name fing mit B an. Versehentlich wurde er von der freundlichen Praktikantin, die die Runde leitete, konsequenterweise als Herr Berentzen tituliert. Heute war ich an der Reihe, meine Geschichte zu erzählen. Gar nicht so einfach. Kurz gesagt: Ich war in Italien, hatte meinen Ersatzflug verpasst, weil ich wahnsinnig geworden war und schließlich all meine Sachen von mir geworfen hatte. Anschließend war ich zu Fuß und mit dem Zug durch das halbe Land geirrt, bis ich in der Toskana mit Haldol vollgepumpt wieder zu mir gekommen war.

8.3. Labeling

Statt mir nach einem kurzen Arztgespräch eine Diagnose zu verkünden, wiesen mich die Ärzte in diesem Krankenhaus darauf hin, dass es sich in meinem Fall nicht um eine klar abgrenzbare Krankheit, sondern um viele verschiedene Symptome handelte, sodass man eher von einem Diagnosespektrum sprechen konnte. Eine Praktikantin meinte, ich solle mich somit nicht zu sehr von dem Begriff Schizophrenie erschrecken lassen. Wie ich selbst vor der berüchtigten Italienreise einmal gelesen hatte, gab es den Begriff

Schizophrenie in Japan beispielsweise nicht mehr. Man sprach stattdessen seit 2002 von *integration disorder*. Da die klassische Diagnose negative Auswirkungen hatte, wurde sie von Ärzten häufig gar nicht erst gestellt. Weil Patienten ihre Diagnose nicht kannten, war auch weitergehende Aufklärung kaum möglich. Ausgehend von Angehörigengruppen, die gegen das schlechte Image der Erkrankung vorgehen wollten, wurde daher die Bezeichnung geändert.

Kritiker des Begriffes Schizophrenie hatten erklärt, dass bei dieser, ihrer Ansicht nach, veralteten Diagnose keine Heilung vorgesehen sei. Die betroffene Person konnte davon ausgehen, ihr ganzes Leben lang krank zu bleiben. Dies lag vor allem daran, dass bis in die 1970er Jahre hinein Schizophrenie noch als *dementia praecox* beschrieben wurde (also schon früh auftretend und unheilbar) und mit inhumanen Behandlungen einherging.

Ich hatte gelesen, dass die Diagnose seit der Namensänderung in *integration disorder* in einer Vielzahl der Fälle den Patienten und ihren Angehörigen mitgeteilt worden war. Für die meisten Psychiater war es einfacher und hilfreicher, die Krankheit auf diese Weise, mit Bezug zum Vulnerabilitäts-Stress-Modell (wie verletzlich und anfällig für eine psychische Erkrankung ein Mensch ist), zu erklären. Und dabei darauf hinzuweisen, dass die Betroffenen Probleme hatten, angemessen zu integrieren, was sie wahrnahmen, also angemessen auf ihre Umwelt zu reagieren. Dies war besser für die weitere vertrauensvolle Zusammenarbeit zwischen Arzt und Patient, es beugte Stigmatisierung vor und förderte die soziale Integration, weil es einen Ausblick auf eine Behandlung und keine Etikettierung »für immer« gab.

Das Angehen gegen Stigmatisierung funktionierte nach Einschätzung von Experten auch in anderen Ländern. Interessant war in diesem Zusammenhang ein Blick auf mexikanische Familien in Südkalifornien, wie Tobias fand, als wir auf das Thema kamen. Dort wurde ebenfalls nicht von Schizophrenie gesprochen, sondern von *nervios*. Dies war der Oberbegriff für verschiedene Leiden, wie er kürzlich gelesen hatte. Diese absichtsvolle Ungenauigkeit im Umgang mit der Krankheit förderte das Mitgefühl und stärkte die Identifikation, denn fast jeder hatte im Laufe des Lebens bereits einmal eine, wenn auch leichtere, Version von *nervios*. Diese leichtgängigere, vagere Bezeichnung sorgte außerdem bei den Betroffenen für ein besseres Gefühl in symptomfreien Phasen. Auch dieses Beispiel zeigte, dass Namensgebung beziehungsweise Labeling ein wichtiger Faktor war.

Auch in Europa gab es mittlerweile Forderungen, den Begriff Schizophrenie zu ersetzen. Aus den Niederlanden etwa kam bereits der Vorschlag, von *psychosis spectrum* zu sprechen. Ich war mir nicht sicher, inwieweit es sich dabei um eine Verharmlosung handelte. In jedem Fall konnte ich die Begründung gut nachvollziehen und sprach bald lieber von meinen »Tüdelüt-Phasen« anstatt von einer Krankheit. Musste ich mich wirklich als schizophren bezeichnen? Wenn ich das einmal tat, erschrak ich selbst, sobald ich dieses Wort meinen Mund verlassen hörte. Zu viele Klischees und Unwissen schwangen dabei mit.

8.4. Kollegen und Nachbarn

Zum Glück war all dieser Mist in den Semesterferien passiert, sodass ich die Möglichkeit hatte, zum Wintersemester ein paar Vorlesungen meines Masterstudiums zu besuchen. Die Pfleger auf der Hundestation meinten zwar, ich solle mich lieber ausruhen, aber ich wollte nicht ein ganzes Semester verpassen. Viele Seminare konnte ich in meinem Zustand nicht belegen, aber ich wollte versuchen, zumindest vier Scheine zu machen. Da ich mich noch recht unsicher fühlte, war Tobias so nett und begleitete mich zur ersten Vorlesung. Für meinen Kopf bedeutete es eine Höchstleistung, mich zu konzentrieren, und für meinen Körper, einigermaßen still zu sitzen.

Neben den wirren Gedanken hatte ich Angst, dass ich meinen Job verlieren könnte. Erst im August hatte ich meinen Arbeitsvertrag unterschrieben. Vorher hatte ich freiberuflich für die Agentur gearbeitet. Jetzt war es gerade einmal Ende September, und nach diesen wenigen Wochen in Festanstellung musste ich mich unter abenteuerlichsten Bedingungen für mehr als sechs Wochen krankmelden. Dazu kam noch, dass alle Kollegen wussten, dass ich vermisst worden war.

»Wir dachten schon, dass wir dich nicht mehr wiedersehen würden«, sagte eine Arbeitskollegin und umarmte mich. Sie hatte Tränen in den Augen. Langsam begriff ich, was in meiner Abwesenheit los gewesen war. Sie hatte sich große Sorgen gemacht, obwohl wir uns nicht einmal besonders nahestanden. Was dann erst in meinen Freunden, meinem Partner, meinem Vater und meiner Schwester vorgegangen sein musste – darüber machte ich mir langsam Gedanken. »Was machst du denn für Sachen?«, fragte ein anderer Kollege. Die Stimmung war sehr emotional. Dann machte ich mich an die Arbeit.

Ich fühlte mich noch immer zerzaust, doch ausgerechnet am heutigen Tag war der Fotograf da, um Bilder von allen Mitarbeitern zu machen. Als Nächster war ich an der Reihe. Schnell ging ich noch zur Toilette, um mich im Spiegel zu begutachten. Ich sah aus wie jemand, dem man in der Irrenanstalt die Haare geschnitten hatte. Was ja auch stimmte. Doch die nächsten zwanzig Minuten hieß es lächeln. Ich bestand darauf, möglichst viele Bilder machen zu lassen, sodass zumindest ein Foto dabei sein musste, auf dem ich nicht wie ein Zombie auf Psychopharmaka wirkte. Es klappte halbwegs. Die Bilder der Mitarbeiter sollten auf der Firmenwebsite erscheinen. Ich dachte daran, dass es ein anderes Foto von mir ebenfalls ins Netz geschafft hatte, zusammen mit der Vermisstenmeldung.

Zurück zu Hause sprach mich meine Nachbarin im Treppenhaus an. »Schön, dass du wieder da bist«, sagte sie. Es hatte sich auch im Haus herumgesprochen, dass ich verschwunden und dann in einer Klinik gewesen war. Sie lächelte mich herzlich an und berichtete, dass auch sie psychische Probleme habe. In den letzten Monaten hatte sie eine Depression gehabt und konnte sich an vielen Tagen kaum aus dem Bett bewegen. Falls irgendetwas sein sollte, sollte ich mich bei ihr melden. Andere Hausbewohner reagierten ebenfalls verständnisvoll.

Etwas komisch war es doch, als ich einige Wochen später eine ehemalige Mitpatientin im Café traf. Sie stammte aus einer mir nun bereits recht fern vorkommenden Zeit meines Lebens. Ich war wieder gesund, nahm brav meine Medikamente, und in diese Welt gehörte sie nicht hinein. Sie weckte schlechte Erinnerungen, auch wenn diese noch gar nicht alt waren. Nach einer Stunde Smalltalk freute ich mich jedenfalls, dass es ihr gut ging. Sie berichtete von ihrer Entlassung aus der Psychiatrie, und dass alles gut lief. Dann jedoch, als ich gerade gehen wollte, wurde sie ungehalten und behauptete, ich sei ein russischer Spion und hätte die Leiche ihres Mannes ausgegraben. Ich flüchtete. Anscheinend hatte sie sich selbst aus der Klinik entlassen, und ihre Wahnvorstellungen waren noch keineswegs vollständig abgeklungen. Das war auf der einen Seite zwar tragisch, aber auf der anderen Seite beruhigte es mich auch zu wissen, dass niemand gegen seinen Willen in der Psychiatrie festgehalten werden konnte wie in dem Film *Einer flog über das Kuckucksnest* und in den Köpfen vieler Menschen.

Am nächsten Tag quälte ich mich vor die Tür, um joggen zu gehen. Nach zehn Minuten tat mir alles weh. Frustriert ging ich zurück nach Hause. Schuld an meinem fehlenden Antrieb war das Medikament Solian. Nachdem ich von Risperdal in der Vergangenheit zahlreiche Nebenwirkungen entwickelt hatte, wollte ich, in Abstimmung mit den Ärzten, diesmal etwas anderes ausprobieren. Doch Solian machte mich müde, sodass mir alle Tätigkeiten unglaublich schwerfielen – abgesehen vom Essen. Appetit hatte ich immer. So nahm ich auch schnell zu und fühlte mich noch unwohler.

8.5. Therapie

Nicht nur die Ärzte und Praktikantinnen, sondern auch Tobias empfahl mir, eine Therapie zu beginnen. Diese war vielen Studien zufolge genauso wirksam wie die Einnahme von Medikamenten. Wenn man diesen Studien glauben konnte, war eine sogenannte kognitive Verhaltenstherapie besonders erfolgreich für Menschen mit meiner Krankheit. Man sollte allerdings erst einmal die psychotische Akutphase abklingen lassen. Auch und gerade für Patienten, die eine Neuroleptika-Einnahme kritisch sahen, aber auch für jeden anderen Betroffenen war eine Therapie eine sinnvolle Alternative, um weitere Psychosen zu vermeiden, meinte Tobias. Es überraschte mich wenig, dass er als Psychologe zu einer Therapie riet. Es leuchtete mir dennoch ein, dass ich neben der Einnahme von Pillen noch mehr tun sollte, um gesund zu bleiben.

In der Therapie sollten soziale Kompetenzen sowie Strategien zur Lösung von Problemen und das Vermindern von Belastungsfaktoren trainiert werden. Außerdem sollte es um Psychoedukation gehen. Diesen Begriff hatte ich schon häufig gehört. Psychoedukation wurde als sehr wichtig erachtet, da durch gezielte Information des Patienten über das Krankheitsbild das Verständnis gefördert werden sollte, sich behandeln zu lassen. Auch der Begriff Compliance tauchte nun wieder auf. Den Begriff kannte ich ja schon aus Johannas Vortrag. Dies bedeutete zum Beispiel, dass Medikamente nicht eigenmächtig abgesetzt werden sollten, so wie ich es nach meiner ersten Psychose getan hatte und wie es mein Vater ebenfalls immer wieder tat. Generell ging es bei Psychoedukation darum, einen selbstverantwortlichen Umgang zu finden, um mögliche Rückfälle zu vermeiden. Sowohl der Erfolg von Psychoedukation als auch der Nutzen einer kognitiven Verhaltenstherapie waren gut belegt, erwähnte Tobias erneut.

Ich folgte seinem Rat und machte mich auf die Suche nach einem Verhaltenstherapeuten. Ich merkte bald, dass zu Recht häufig kritisiert wurde, wie schwierig es war, überhaupt einen Therapieplatz zu finden, von denen es in Deutschland nicht genug zu geben schien. Dies war schon für einen gesunden Menschen eine herausfordernde Aufgabe. Für mich, der immer noch die Folgen einer Psychose verarbeiten musste, wurde es ein wahrer Kraftakt, einen geeigneten Psychologen zu finden, zu dem ich ein Vertrauensverhältnis aufbauen konnte. Hinzu kam außerdem, dass nicht alle Therapeuten über ausreichende Kenntnisse von Psychosen verfügten und betroffene Patienten daher gar nicht erst annahmen. Es gab eine lange Liste, die ich abtelefonierte, doch es schien kaum möglich, jemanden zu finden, der neue Patienten aufnahm. Ich bekam dementsprechend nur Absagen. Schließlich konnte mir Tobias über ein paar Umwege einen Therapeuten empfehlen. In einem Kennenlerngespräch war schnell klar, dass sowohl der Therapeut als auch ich uns eine Therapie vorstellen konnten. Bedauerlicherweise stimmte meine Krankenkasse nicht zu, da dieser Therapeut Extrakosten für sie bedeutet hätte. Man empfahl mir aber freundlicherweise einige Wochen später einen anderen Psychologen. Als ich diesen aufsuchte, hielt er einen einstündigen Monolog über seine Fähigkeiten. Er wirkte reichlich verschroben. Ich hatte nach dem Gespräch den Eindruck, dass er selbst eine Therapie nötiger hatte als ich. Ich legte auf Rat meiner Freunde also Einspruch gegen die Entscheidung der Krankenkasse ein. Es verging ein knappes Jahr ohne Therapie, bis ich schließlich die positive Antwort meiner Krankenkasse zur Kostenerstattung im Briefkasten fand. Die Verhaltenstherapie konnte endlich beginnen.

Ich war überrascht, dass es in meiner Therapie einen pragmatischen Blick nach vorn gab und nicht Mutter oder Vater schuld zu sein schienen. Diese Art der Fixierung auf die eigenen Eltern hatte ich mir in einer klassischen Therapie vorgestellt. Man saß stundenlang da und erzählte Horrorgeschichten darüber, was die Eltern alles falsch gemacht hatten und wie furchtbar traumatisiert man heutzutage deswegen war. Mein Therapeut schien allerdings einen ganz anderen Ansatz zu verfolgen.

Zunächst sollte ich einfach nur darauf achten, wie ich mit mir selbst umging. Meine erste Aufgabe war es, mir selbst etwas Gutes zu tun bis zur nächsten Sitzung. Ich ging einen Kaffee trinken und kaufte mir Erdbeeren. Bevor wir anfangen konnten, über traumatische Erfahrungen zu sprechen, war es wichtig, erst einmal einen Rahmen dafür zu schaffen. So half es mir, in meiner Vorstellung einen inneren Raum zu kreieren, der ganz nach meinen Vorstellungen geschaffen war und das unterbewusste Erleben anregen sollte. Im Gespräch mit meinem Therapeuten lernte ich anschließend, meine unterschiedlichen Persönlichkeitsanteile zu akzeptieren und besser zu verstehen. Viel Platz nahm mein innerer Kritiker ein, der sich wie ein fieser Oberlehrer aufführte.

Mein Therapeut bestärkte mich zudem in meiner Vorstellung, dass ich nach einer erfolgreichen Therapie auch ohne Medikamente auskommen konnte. Er nahm meine Schilderungen über die Nebenwirkungen und potenziellen Spätfolgen der Medikamente sehr ernst. Ich war noch etwas unsicher, denn meine Ärztin und manche meiner Freunde sahen es anders. Mit Medikamenten fühlte ich mich auf der sicheren Seite. Ohne drohte mir der Kontrollverlust.

»Es ist gar nicht so einfach, wahnsinnig zu werden«, sagte der Therapeut. »Das müssen Sie erst mal schaffen.« Diese Einstellung fand ich sehr angenehm. Während andere stillschweigend davon ausgingen, dass es quasi mein Normalzustand sei, verrückt zu werden, drehte er den Spieß um, um mich zum Nachdenken anzuregen. Generell ging es ihm weniger darum, mit mir lediglich kognitive Kompetenzen zu trainieren, sondern eher einen guten Umgang mit gewissen Dingen zu entwickeln und bereits vorhandene Fähigkeiten zu aktivieren. Ich schien Glück mit meinem Therapeuten gehabt zu haben. Im Gegensatz zu meinem Vater fiel es mir relativ leicht, mich auf die Gespräche einzulassen. Ihm hingegen war es immer schwergefallen, über seine Krankheit zu sprechen. Auch deshalb hatte ich ihm einmal ein Buch zum Ausfüllen mit dem Titel *Papa, erzähl mal!* geschenkt, das ihn dazu auffordern sollte, etwas über sich und sein Leben zu schreiben. Ich hatte mir erhofft, ihn dadurch besser zu verstehen oder etwas Neues über ihn zu erfahren, um somit womöglich besser mit ihm ins Gespräch zu kommen. Das Buch hatte jedoch einen gegenteiligen Effekt. Er machte sich Vorwürfe, was er falsch gemacht habe in seinem Leben, und fasste das Geschenk folglich weniger als eine Einladung, sondern vielmehr als Zwang zur Rechtfertigung auf.

8.6. Besuch

Mein Vater besuchte mich nun in Berlin. Wir saßen in einem kleinen portugiesischen Tapas-Restaurant, das ich besonders mochte. Er räusperte sich lautstark, sodass das Paar vom Nachbartisch verwundert zu uns herüberblickte. Es war das gleiche komische Geräusch, das ich mittlerweile von mir selbst kannte. Ich hatte es wohl geerbt, ob ich wollte oder nicht. »Ich habe ein ruhiges Rentnerleben«, wiederholte er immer wieder. Er schien sich zu rechtfertigen, da ich ihm seit einer halben Stunde immer wieder vorschlug, etwas mehr zu unternehmen. Mit Nachbarn Fahrrad zu fahren, einen Volkshochschulkurs zu belegen, selbst mal zu kochen, anstatt jeden Tag in die Kantine des örtlichen Krankenhauses zu gehen, Tischtennis oder Minigolf in einem Verein zu spielen. Ideen hatte ich viele und diese auch immer mal wieder am Telefon mit meiner Schwester besprochen. Wir waren uns einig, dass er unbedingt häufiger rauskommen, ein intensiveres Sozialleben entwickeln, Kontakt zu ein paar anderen Menschen mehr als nur zu uns beiden haben müsste. Doch egal was man vorschlug, unserem Vater schien alles nicht zu gefallen beziehungsweise fand er Gründe, um jeden einzelnen Vorschlag mit einem anderen Argument abzuschmettern. Dass er den ganzen Tag allein zu Hause war, mal abgesehen vom Mittagessen, ein paar Spaziergängen und kurzen Fahrradtouren, die er jede Woche allein unternahm, gefiel uns nicht. Schließlich gelang es mir, ihn davon zu überzeugen, abends von nun an gelegentlich die Tagesschau zu gucken und somit erst nach 20 Uhr ins Bett zu gehen. Diese Lustlosigkeit, etwas zu unternehmen, kam mir aus eigener Erfahrung bekannt vor.

Jetzt wo er mich besuchte, plapperte er schon seit Stunden drauflos und erzählte alle möglichen Dinge. Wir unternahmen viel, und ich hatte den Eindruck, dass er hier an einem Tag mehr erlebte als sonst in einem ganzen Monat. Man merkte, dass es ihm guttat, ein wenig unter Leute zu kommen. Ich freute mich ebenfalls ihn zu sehen. Besonders seit dem Tod meiner Mutter und dem surrealen gemeinsamen Klinikaufenthalt vor ein paar Jahren verstanden wir uns. Seine Wochen in der kleinen Stadt, in der er lebte, hatten zwei Highlights. Das erste: Jeden zweiten Mittwoch kam ein ehrenamtlicher Pfleger vorbei, der ihm einen Besuch abstattete und aus seinem Leben plauderte. Mein Vater sagte in der Zeit kaum etwas, merkte sich aber jedes Detail aus dem Leben des Ehrenamtlichen, und jetzt, da er mich besuchte, erzählte er mir alle möglichen Belanglosigkeiten aus dessen Leben. Das zweite war der freitägliche Gang ins örtliche Altersheim, wo er mit ein paar Damen Mensch-ärgere-dich-nicht spielte. Erst hatte er sich dagegen gesträubt, aber nach den ersten Wochen schien er diese Aufgabe sehr ernst zu nehmen und erzählte mir nun von einer Dame, die beim Würfeln immer schummelte. Er selbst spielte häufig gar nicht mit, sondern schritt als Schiedsrichter ein, um dafür zu sorgen, dass auch alle Spielregeln eingehalten wurden. Seine Rückfälle und Klinikaufenthalte wurden in dieser Zeit seltener. Es schien ihm besser zu gehen.

8.7. Medien

Ich selbst verband den Begriff Schizophrenie noch immer mit Vorurteilen und Ängsten. Eine groß angelegte Analyse über die Inhalte einiger deutschsprachiger Printmedien hatte bereits vor einigen Jahren ergeben, dass es den meisten Menschen damit genauso ging wie mir. Größtenteils ging es gar nicht um die Krankheit, wenn das bedrohliche S-Wort irgendwo auftauchte. In den meisten Fällen wurde der Begriff nur metaphorisch für etwas Absurdes, Abwegiges, Ärgerliches verwendet. Und das meist im Kontext eines ganz anderen Themas. Es stand stellvertretend für eine ambivalente Haltung einer Person oder Organisation. Dementsprechend war es eine Metapher, die die Vorstellung des Großteils der Bevölkerung prägte.

Trat der Begriff aber im Zusammenhang mit der eigentlichen Krankheit auf, ging es überwiegend um beängstigende Straftaten vermeintlich schizophrener Täter oder um Skurrilitäten. Es entstand somit der Eindruck eines bedrohlichen und gefährlichen Leidens, das mit schweren Straftaten wie Tötungsdelikten einherging. Generell war das Wort Schizophrenie sehr häufig negativ besetzt. Diese negativen Eigenschaften wurden dabei den Betroffenen als Charaktermerkmale und nicht als Symptome der Krankheit zugeschrieben.

Aber es schien auch eine positive Konnotation zu geben, denn überdurchschnittlich oft wurde Schizophrenie im Zusammenhang von Kunst und Kreativität erwähnt. Der schizophrene Künstler galt dabei als verletzlicher, sehr sensibler Mensch, der fremd war und gleichzeitig faszinierte. Darüber hinaus gab es einige wissenschaftliche Artikel, die zur Aufklärung beitrugen. Allerdings wurde dort nur selten ein Alltagsbezug hergestellt.

Womöglich waren einige gut gemachte Filme besser dazu geeignet, Aufklärung zu schaffen und zum Verständnis der Krankheit beizutragen, auch wenn in diesem Medium ebenfalls Klischees bedient werden konnten. Ich sah mir *Das weiße Rauschen* an. Es war ein Film, der ohne Sensationsgier die Krankheitsgeschichte eines jungen Menschen erzählte und die einzelnen Phasen der Krankheit nachvollziehbar schilderte.

8.8. Komische Begegnungen

Ich war bei der Arbeit in der Agentur. Ein nerviges Summen ertönte. Da ich kurz für eine Kollegin eingesprungen war, stand ich am Empfang und drückte den Türöffner. Plötzlich stand vor mir einer der Pfleger, den ich aus der Klapsmühle kannte und der aussah wie Tingeltangel-Bob aus den Simpsons mit langen, krausen Haaren, die zu allen Seiten abstanden. Ich kam mit den Rollen, die ich spielte, durcheinander. War ich nun ein Mitarbeiter am Empfang oder ein Patient in einer Klinik? Ich versuchte, mir nichts anmerken zu lassen, und während Tingeltangel-Bob redete und etwas von einem Termin erzählte, den er wohl bei uns hatte, merkte ich, dass er mich nicht erkannte. Ihm liefen wahrscheinlich jeden Tag so viele Verrückte über den Weg, dass er sich nicht an mein Gesicht erinnern konnte. Ich setzte mein gewohntes Arbeitslächeln auf und bat ihn, noch einen Moment Platz zu nehmen, während ich meine Kollegin über sein Auftauchen informierte.

Am Abend hatte Johanna mich überzeugt, trotz meiner andauernden Müdigkeit mit in einen Club zu kommen. Dort angekommen konnte ich mein Gähnen kaum unterdrücken. Kurz darauf entdeckte ich einen ehemaligen Praktikanten unserer Firma. Ich hatte ihn schon immer ganz sympathisch gefunden und erinnerte mich noch, dass ich ihn in unserer Abteilung geschult hatte. Als ich ihn ansprach, reagierte er jedoch anders, als ich es mir vorgestellt hatte. »Du bist doch der, der verschwunden war!«, rief er mir zu. Nach ein paar Minuten verebbte unser Gespräch. Ich hatte meinen denkwürdigen Italienaufenthalt in dem Moment komplett vergessen gehabt. Aber bei ihm hatte sich offenbar das Bild von dem Psycho, der verloren gegangen war, eingeprägt. Ich nippte an meinem Bier. Während die anderen ausgelassen tanzten und ihr scheinbar unbeschwertes Dasein feierten, machte ich mich schläfrig und zudem etwas geplättet auf den Weg nach Hause.

8.9. Zeldox

Da mich Solian, das ich nun seit einem Jahr einnahm, sehr müde machte, empfahl mir Frau Doktor Feinzweig, die inzwischen aus der Elternzeit zurück war, es einmal mit Zeldox zu probieren. Das hätte bei vielen Patienten einen gegenteiligen Effekt, und es sei einen Versuch wert. Doch als ich den Medikamentenwechsel wagte und einige Tage später an einem Sonntagnachmittag mit Lars in einen Freizeitpark fuhr, wurde ich dermaßen müde, dass mich selbst die Achterbahn nicht richtig wach werden ließ. In der Geisterbahn war es schließlich so schön dunkel, dass ich lieber ein Nickerchen machen wollte, anstatt mich erschrecken zu lassen.

Ein paar Tage später hatten wir Karten für ein Rockkonzert, doch ich musste immer wieder nach hinten gehen und mir einen Platz suchen, wo ich mich setzen konnte. In der Arbeit gab es glücklicherweise Sitzkissen, in denen man ein Schläfchen halten konnte. Nach ein paar Tagen kam ich mir dennoch blöd vor, als mir bewusst wurde, dass ich mich täglich in die Kissen flüchtete, anstatt weiterzuarbeiten. Der Versuch mit Zeldox war also gescheitert. Doch es sollte noch ein anderes Medikament geben. Es trug den schönen Namen Abilify. Tatsächlich vertrug ich es wesentlich besser, sodass viele Nebenwirkungen sowie die Müdigkeit nachließen.

Die Forschungsgelder, die die großen Pharmafirmen auszugeben bereit waren, um bessere Medikamente zu entwickeln, waren rückläufig, hatte ich gelesen. Frau Doktor Feinzweig erklärte, dass das daran lag, dass ein neues Medikament nachweisbar insgesamt eine bessere Wirksamkeit haben müsse. Dies sei bei den neuesten Entwicklungen aber nicht mehr der Fall gewesen. Somit war in naher Zukunft auch nicht mit einem neuen Wundermittel zu rechnen. Dabei, erklärte sie mir weiter, konnte es sein, dass ein neues Medikament für einige Patienten sehr wohl besser wirke als ein anderes Neuroleptikum. Da die Wirkung jedes einzelnen Medikaments bei jedem Patienten individuell sehr unterschiedlich anschlage, wäre es also sehr wohl sinnvoll, weiterhin mehr Geld in die Forschung zu stecken.

»Nehmen Sie eigentlich Drogen?«, wollte Frau Doktor Feinzweig nun wissen. Ich wunderte mich über die

Frage. Da ich in psychedelische Zustände auch schon ohne irgendwelche Substanzen geriet, hatte ich für Drogen nun wirklich keinen Bedarf und antworte mit einem klaren Nein. Viele Menschen mit Schizophrenie könnten ein halbwegs normales Leben führen, drifteten aber, verursacht durchs Kiffen oder andere Sachen, immer wieder ab, ließ ich mir erklären.

»Haben Sie manchmal ein schlechtes Gewissen, weil Sie denken, dass Sie so viele Kosten für das Gesundheitssystem verursachen?«, wollte sie als Nächstes wissen.

Ich war erstaunt, dass sie mir diese Frage stellte, musste aber nicht lange überlegen. Ich hörte mich kurz und knapp »Ja« antworten. Vor Jahren hatte ich bereits über die hohen Kosten gelesen, die Leute wie mein Vater und ich verursachten.

»Es kann sein, dass Sie dauerhaft stabil sind und dann später einmal nicht mehr als Abilify brauchen, wenn Sie gesund bleiben. Falls Sie dann auch halbwegs verdienen, könnten Sie auf diese Weise vielleicht etwas zurückgeben und einen Krebspatienten unterstützen mit Ihrem Beitragssatz. Versuchen Sie also, sich deswegen nicht so viele Gedanken zu machen.«

Meine Gedanken, die mir hin und wieder kamen, wenn es um dieses merkwürdige und recht teure Medikament ging, schienen also auch andere Patienten zu hegen. Ich war Frau Doktor Feinzweig dankbar, dass sie dieses Thema offen angesprochen hatte. Sie meinte, wenn man die Krankheit gut im Griff habe, so wie ich mittlerweile, sei es mit einer Diabetes-

Erkrankung vergleichbar, was die Einschränkungen betraf.

Frau Doktor Feinzweig legte mir außerdem immer wieder nahe, nicht Vollzeit zu arbeiten. Mein Modell, nach dem ich fünfundzwanzig Stunden pro Woche arbeiten konnte, gefiel ihr sehr gut. »Macht Ihnen die Arbeit Spaß?«

Ich konnte nur auf mein gutes Arbeitsumfeld verweisen, da die Tätigkeit selbst auf Dauer wenig herausfordernd war. Einen anderen Teilzeitjob zu finden, der sich als halbwegs erfüllend erwies, fiel mir alles andere als leicht. Meist waren diese Jobs für unqualifizierte Bewerber gedacht und daher auch recht schlecht bezahlt, sodass es notwendig gewesen wäre, eine Vollzeitstelle anzunehmen, um über die Runden zu kommen.

Ich konnte nicht abstreiten, dass ich etwas neidisch auf die mittlerweile tollen Karrieren von Johanna, Tobias und anderen Freunden schaute. War ich also ein Loser, der beruflich versagt hatte, oder konnte ich mir erfolgreich selbst erklären, dass in meinem Leben andere Errungenschaften als Karriere wichtiger waren? Schließlich hatte ich vielfältige kulturelle Interessen, verreiste gerne und hatte gute Freunde. Ganz überzeugt war ich von dieser Darstellung allerdings noch nicht, merkte ich, als mich ein Kollege einmal fragte, was ich neben meiner Teilzeitarbeit eigentlich sonst so machen würde. Dennoch konnte ich im Vergleich zu manch anderem Betroffenen zufrieden mit meiner Situation sein, denn viele psychisch Kranke konnten gar keiner Arbeit nachgehen. Die vielgeforderte Inklusion war in Deutschland noch nicht besonders weit gekommen. Häufig drohte einem Psychose-erfahrenen Menschen noch, so wie meinem Vater, die Frühverrentung und damit der Ausschluss aus dem Berufsleben. Das war so besonders perfide, weil ich an mir selbst merkte, dass Arbeit den Tag strukturierte und mich davon abhielt, dass ich abdriftete.

Manchmal kam es mir vor, als nutzte ich diese ominöse Krankheit auch als Schutzschild oder eine Art Ausrede, um etwas Herausfordernderes nicht lernen zu müssen. Schließlich musste ich zu viel Stress unbedingt vermeiden. Es fühlte sich etwas zu bequem an. War es richtig, alles auf die Krankheit zu schieben? Tat ich das denn? Wie viel Auseinandersetzung damit war nun richtig? Sicher war es in Ordnung, sich damit zu beschäftigen und es irgendwie zu schaffen, diese Einschränkungen in seine eigene Identität einzubauen, aber konnte man sich auch übermäßig damit befassen und sich somit gewissermaßen kranker machen, als man eigentlich war? Nutzte ich die Krankheit als Ausrede, so wie ich es bei meinem Vater und seinem regelmäßig vorgebrachten Spruch von einem ruhigen Rentnerleben wahrnahm? Der eingebildete Kranke von Molière kam mir in den Sinn. Das schien ebenfalls nicht stimmig zu sein. Mit Verdrängung der Krankheit hatte ich auf der anderen Seite ja auch keine guten Erfahrungen gemacht. Es musste einen Mittelweg geben.

9. Kuchen fürs Volk

9.1. *Psychiatriekritik*

Ich hatte mein Studium erfolgreich abgeschlossen, und das sollte gebührend gefeiert werden. Lars und ich flogen also nach Kalifornien und mieteten uns ein Zimmer in Hollywood. Die großen Boulevards etwas abseits vom Walk of Fame, auf die sich deutlich weniger Fußgänger verirrten, liefen wir nun schon stundenlang auf und ab und hielten nur hin und wieder für eine Acai Bowl oder einen grünen Smoothie an. Dann geschah etwas Skurriles. Ich entdeckte eine Reklametafel für ein Psychiatriemuseum und blieb stehen. Mitten in Hollywood hatte ich mit allem Möglichen gerechnet, aber warum gab es hier ausgerechnet ein solches Museum?

Lars und ich blickten verwirrt auf die Tafel und hoben dann langsam den Blick zum eigentlichen Museum, als auch schon in Windeseile eine junge Frau auf uns zustürmte. *»Hi, how are you? Would you like to come in?«*, lächelte sie uns an und gestikulierte wild mit den Armen. So viel übertriebene Freundlichkeit, nur um zwei Personen davon zu überzeugen, ein Museum zu besuchen, hatte ich nicht erwartet. Irgendetwas schien nicht zu stimmen, aber wir waren neugierig, wie es weitergehen würde. Während wir der freundlichen Frau folgten, wunderte sie sich kurz, dass wir keinen Parkplatz benötigten. Unsere Erklärung, dass wir zu Fuß unterwegs seien, brachte sie aber nur kurz aus dem Konzept. Dann stellte sie uns ihre noch freundlichere Kollegin vor, die uns erklärte, dass der Museumseintritt komplett kostenlos sei, und dann nach unseren Vornamen fragte. Sie selbst stellte sich als Judy vor, und da wir die einzigen Gäste zu sein schienen, nutzte sie die Gelegenheit, einen äußerst umfangreichen Monolog über das zu halten, was wir zu sehen bekommen sollten. Sie sprach so lange, bis schließlich ein junges Mädchen auftauchte, das einen Schulaufsatz über das Museum schreiben sollte.

Zusammen mit ihr wurden wir Minuten später in eine Gummizelle verfrachtet. In dieser Zelle gab es mehrere Sitzbänke und eine Leinwand. Ein kurzer Propagandafilm wollte uns überzeugen, dass die Hauptursache psychischer Leiden Psychopharmaka waren, die man, falls man denn welche nahm, schleunigst absetzen sollte. Zunächst waren wir froh, der Gummizelle wieder entkommen zu können, doch im nächsten Raum erwarteten uns mittelalterlich anmutende Foltergeräte, die einst in Irrenanstalten eingesetzt worden waren. Die vielen Filme und sonstigen Propagandahinweise nahm ich von nun an nur noch sporadisch zur Kenntnis. Es war auch ohne diese Infos nur zu klar verständlich, dass Irrenanstalten keine schönen Orte waren und man Menschen mit psychischen Problemen besser nicht dorthin bringen sollte.

Im nächsten Raum begegneten uns Hitler und einige Fotos, die zur wenig dezenten Erinnerung an die Verbrechen der Nazidiktatur anhielten. In den weiteren Räumen warteten Bilder der einstürzenden Twin Towers und diverse Schulmassaker auf uns. Soweit ich die Botschaft verstand, hatten die Terroristen und auch die jungen Attentäter von Columbine eines gemeinsam: Psychopharmaka, die Wurzel alles Bösen.

Die Schülerin sah sich noch brav die Filmchen an, während wir verwirrt durch die weiteren Zimmer stolperten und froh waren, endlich den Ausgang zu erreichen. Judy erwartete uns bereits mit einer Bitte um eine kleine Spende und der hoffnungsvollen Frage, wie es uns denn gefallen hätte. »Wirklich sehr interessant«, antwortete ich wahrheitsgemäß. Spätestens nach dem herrlich manipulativen Film in der Gummizelle war Lars und mir klar, dass es sich um ein Projekt von Scientology handeln musste. Herzlich verabschiedeten wir uns von Judy und traten nach der umfangreichen Gehirnwäsche wieder auf die Straße.

Als ich nach dem Urlaub Tobias von unseren Erlebnissen berichtete, war er sehr interessiert. Was war normal, und was galt als krank? Über diese Frage befand eine kleine Gruppe von ausgewählten Wissenschaftlern und Ärzten in unregelmäßigen Abständen. Das Ergebnis war eine Klassifizierung von psychischen

Störungen, die zuletzt in einem Katalog willkürlich festgelegt wurde.

Nach einem solchen Kriterienkatalog wurden weltweit Störungen diagnostiziert. Psychiater hatten anschließend in ihrer täglichen Arbeit die Aufgabe, Checklisten abzuarbeiten, um herauszufinden, welche Krankheit diagnostiziert werden sollte. Bei einer solchen Klassifizierung handelte es sich um eine Sammlung fehlbarer Konstrukte. Es ging um den ständigen Spagat zwischen der möglichen Nichterfassung von Kranken auf der einen und der Fehldiagnose von Gesunden auf der anderen Seite.

Nach einer früheren Version des Klassifikationssystems DSM, einem diagnostischen und statistischen Leitfaden psychischer Störungen, galten beispielsweise wesentlich weniger Menschen als krank, da die Hürden für eine Diagnose deutlich höher waren. An der neuesten Version konnte man den stetig wachsenden Einfluss der Pharmabranche kritisieren, die dafür sorgte, dass möglichst viele Menschen mit einer psychischen Störung diagnostiziert wurden. Somit war eine große Personengruppe auf Medikamente angewiesen, obwohl sie laut einer früheren Einschätzung als völlig gesund galten.

Dies führte dazu, dass die Kosten für das Gesundheitssystem ständig wuchsen. Dabei wurde eine Unmenge Geld für unnötige Behandlungen mit Psychopharmaka ausgegeben, während die Mittel für andere Patienten, wie zum Beispiel an einer Psychose erkrankte Menschen, die wirklich intensive Hilfe benötigen würden, fehlten. Hinzu kam, dass die Toleranz für Exzentriker und andere Personen, die sich in irgendeiner Weise anders verhielten, sank und solche Personen diskreditiert wurden. Der Druck, sich in unserer Gesellschaft konform zu zeigen, wuchs damit stetig.

9.2. Tatendrang

Bei der Vorstellung, auf eine Waage zu steigen, die den Körperfettanteil messen sollte, wurde mir schwindelig. Ich hatte in den vergangenen zwei Jahren kontinuierlich an Gewicht zugelegt. Während des hitzigen Sommers sah ich an jeder Straßenecke gut gebaute junge Männer, die äußerst leicht bekleidet waren und ebenso stolz wie beiläufig ihre Muskelshirts präsentierten. Ich hingegen bemühte mich, möglichst weit geschnittene Shirts zu tragen, und vermied auch bei Rekordtemperaturen kurze Hosen. Trotz zahlreicher Versuche schaffte ich es einfach nicht abzuspecken. Die zwei Kilo, die ich mir erfolgreich abrang, hatte ich wenig später wieder auf den Rippen. Es war frustrierend. Davon abgesehen waren die Nebenwirkungen der Neuroleptika mittlerweile überschaubar geworden. Ich nahm nur das Medikament Abilify ein. Als kurz darauf ein weiteres Muskelshirt an mir vorbeiwanderte, entschied ich mich dafür, mit einem weiteren Absetzversuch ernst zu machen.

In Absprache mit Frau Doktor Feinzweig reduzierte ich schrittweise die Dosis der Neuroleptika. Mein Therapeut unterstützte mich ebenfalls. Es dauerte ein weiteres Jahr, bis ich so weit war und den Versuch machen konnte, ganz und gar ohne Pillen zu leben. Nach dem Absetzen hatte ich plötzlich viel vor. Zwar hatte das Abilify deutlich weniger Nebenwirkungen als Solian und Risperdal, aber jetzt merkte ich, wie ich mich veränderte. Ich nahm ohne große Bemühungen enorm schnell und viel ab, achtete mehr auf mein äußeres Erscheinungsbild und hatte viel mehr Energie. Ich ging außerdem wieder regelmäßig joggen und hatte große Pläne.

Zu alledem fand ich mich eines Tages in einem Fitnessstudio wieder. Vor mir stand ein gut gelaunter Trainer, der ein wenig an Meister Proper erinnerte. Seine Muskelberge quollen aus seinem engen Shirt hervor, sodass ich gar nicht wusste, wohin ich schauen sollte.

»Warst du in der Vergangenheit schon einmal Mitglied in einem Studio?«, wollte er wissen.

»Ja, ich habe bei McFit studiert«, rutschte es mir raus.

Der Versprecher verstärkte die ohnehin schon gute Laune von Meister Proper noch um ein Vielfaches. »Und was sind deine Trainingsziele?«

Ich versuchte krampfhaft, ihm weiterhin ins Gesicht zu sehen, doch mein Blick wanderte runter zu seinem hypervoluminösem Bizeps. »Mein Ziel ist Muskelabbau«, stotterte ich, woraufhin er in schallendes Gelächter ausbrach. Sein Erscheinungsbild brachte mich einfach aus der Fassung, und ich war froh, als die Vertragsformalitäten abgeschlossen waren und ich das Gym wieder verlassen konnte.

Als Nächstes wollte ich neue Bewerbungsfotos machen lassen. Glücklicherweise war meine ehemalige Kollegin Fotografin. Nach der negativen Erfahrung vor ein paar Jahren, hatte ich es vermieden, erneut Bilder von mir machen zu lassen. Aber inzwischen hatte ich nach langer Zeit kein Problem mehr damit, mich selbst im Spiegel zu betrachten.

Meine ehemalige Kollegin trug ihr Baby auf den Rücken geschnallt, während sie die Fotooffensive startete. Ihre kleine Tochter lugte neugierig an der Seite hervor und brachte mich zum Lachen, ohne dass jemand etwas Kontraproduktives wie »Lach doch mal« zu mir sagen musste. Ich war begeistert von den Bildern, postete sie gleich als neues Profilbild auf Facebook und hatte Mut gewonnen, mich auf eine neue Stelle, die etwas mehr Herausforderungen bieten sollte als die derzeitige, zu bewerben.

Da ich zu der Zeit freiberuflich arbeitete, konnte ich mir eine kleine Auszeit nehmen und genoss die Sonne. Ich ging viel spazieren und machte mir Gedanken, wie es weitergehen sollte. Ich konnte mir auch vorstellen, mich selbstständig zu machen. Es fehlte nur noch eine zündende Idee. Einen Food-Design Workshop, an dem ich teilnahm, fand ich besonders interessant. Zudem stand der nächste Bundestagswahlkampf schon wieder an, und daher plante ich erst einmal ein Revival der Merkel-Muffins im großen Stil.

9.3. Das Comeback der Merkel-Muffins

Ich hatte mir einen professionellen Cupcake- und Muffinbäcker ausgesucht, der für das Projekt »Kuchen fürs Volk« die Merkel-Muffins in großer Menge bereitstellen würde. Außerdem hatte ich die Bildrechte des Dekolletéfotos zur Verwendung einer Kunstaktion gekauft. Visitenkarten waren gedruckt, Kuchen-fürs-Volk-Aufkleber ebenfalls, und Freunde hatten kurze Essays geschrieben, die ein weiterer Freund ins Englische übersetzte. Diese konnte ich nun als Flyer verteilen und auf der Kuchen-fürs-Volk-Website präsentieren. Außerdem bestellte ich mir eine Schürze mit dem Kuchen-fürs-Volk-Schriftzug, ganz in Weiß sowie die passende Bäckermütze, die die schöne Modellbezeichnung »Otto« trug.

Es ging hinab in das Dekolleté, wenn man so will, in die neue Heimat der neuen Bundesländer, in blühende Landschaften, Mutterwelt und -kuchen. Zusammen mit einem Musiker, der als ein Nachfahre von Marie Antoinette zurechtgemacht war, wartete ich auf die Ankunft der Kanzlerin am Rathaus von Stendal. Er hatte sich entsprechend opulent gekleidet. Ich erschien in meinem Bäcker-Outfit. Als Frau Merkel eintraf, skandierten wir den Ruf »Kuchen fürs Volk, Kuchen fürs Volk!« Die Freundin des Musikers verteilte Flyer, und Lars fungierte als Kameramann. Während die Kanzlerin im Rathaus verschwand, verteilten wir die Merkel-Muffins an das gemeine Stendaler Volk. Ein dpa-Fotograf machte Bilder, und der lokalen

Presse und einigen Radiostationen gaben wir fleißig Interviews. Schließlich landete das Foto der Merkel-Muffins als Bild des Tages in der Tagesschau-App. Zahlreiche Zeitungen von Finnland bis Brasilien veröffentlichten es ebenfalls.

Eines unserer Essays wies doch tatsächlich auf die therapeutische Funktion von Merkel-Muffins hin. Wir ließen einmal dahingestellt, welche Art von Krankheit wir unserem Publikum unterstellten. Jedenfalls ging es um eine Therapie durch Konfusion. »Konfusion ist unser bestes Produkt« stand nämlich auf einem Schild in der Praxis des renommierten Psychotherapeuten Steve de Shazer. Diese Konfusion zeigte sich nun auch auf den Gesichtern der Passanten, die von uns auf der Straße einen Merkel-Muffin angeboten bekamen. »Appetit auf Angela« wünschten wir auch hier den Beschenkten. Doch wie sollten sie umgehen mit diesem dekorativ mit Merkel und ihrem tief geschnittenen Dekolleté bedruckten Gebäck? Kraftvoll zubeißen und mit Genuss konsumieren? Oder war dieses Backwerk nicht eher ein Kunstwerk und gehörte in die Vitrine? Wir dachten an Marie Antoinette und ihren berühmten Ausspruch zum »Kuchen fürs Volk«, aber machte so ein Cupcake wirklich satt? Und stand er nicht eher für unsere Konsumkultur, die Nahrungsmittel wie Objekte designt, die natürliche Nahrungszufuhr kulturell überformt und so zu einer politischen Frage werden ließ?

Was bedeutete es darüber hinaus, ein solches Geschenk in Zeiten der Finanzkrise, die sich gerade abgespielt hatte, anzunehmen? Schließlich warf so mancher der Merkel'schen Sparpolitik vor, dass ganze Bevölkerungsteile in Europa verarmten, während die Börsen schon wieder zum Höhenflug ansetzten. Merkel-Muffins beanspruchten also Raum und Zeit im Alltag derjenigen, die mit unserem unerwarteten Geschenk konfrontiert wurden. Denn es musste nun einmal angenommen oder abgelehnt, weggeworfen oder gegessen werden. Nur vergessen konnte man die Muffins mit dem Bild der Kanzlerin nicht so leicht. War das Kunst, Konsum oder Kultur – und wie politisch war die Kanzlerin-mit-Dekolleté auf Gebäck? Wer mit Appetit auf Angela konfrontiert wurde, war irritiert, er reflektierte und blieb zunächst konfus. Diese Konfusion schuf dann Platz für Neues, weil sie Raum gab für das Unerwartete. Und aus der Erwartung des Neuen entstand Veränderung. Eine Veränderung, die man mit de Shazer therapeutisch nennen durfte.

Einige Tage später wurde eine neue Ration Merkel-Muffins auf ein Fließband gelegt und durchgecheckt. Es handelte sich um die Sicherheitsschleuse des Bundestages. Gregor Gysi schaute verdutzt, als wir zum Interviewtermin erschienen. Da ich nicht so recht wusste, was ich sagen sollte, drückte ich ihm eines unserer Essays in die Hand, und er begann prompt, den Text vorzulesen. Lars filmte alles mit seiner Kamera. »Also, ich muss sie ja gelegentlich sehen, ich muss ihr gelegentlich zuhören. Ich glaube nicht, dass ich noch Lust habe, sie zu verspeisen. Das geht zu weit«, sagte Gysi zum Abschluss. Damit hatten wir ein schönes

Ende für unser Promovideo gefunden, das wir unter dem Titel »Appetit auf Angela – mein Bauch gehört ihr« online stellten.

Ein paar Wochen darauf ging es nun ins Allerheiligste. Wir fuhren nach Bayreuth zum Grünen Hügel, dem Ort der deutschen Hochkultur. Frau Merkel war, wie jedes Jahr, als Gast zur Eröffnung der Festspiele angekündigt. Als Priester verkleidet verteilten Lars und ich unser Kurzessay zum Thema »Abendmahl – Merkel-Muffins und Parsifal« und luden die Festspielbesucher anschließend zur heiligen Speisung der insgesamt hundertvierundvierzig Merkel-Muffins, die wir mitgebracht hatten.

Als ein TV-Team anrückte, um uns zu filmen, griff ich zu einem Muffin und improvisierte kurzerhand. Die entscheidende Frage lautete meiner Meinung nach: »Weißt du, was du aßest?« Wir walteten also unseres Amtes und enthüllten den Gral. Statt gemeiner Atzung hieß es nun heilige Speisung, unser sündiges Verlangen wurde gestillt, an allerheiligster Stelle waren wir zum Heil gesandt. Durch Muffins wissend, war's nicht so? Erlösung boten wir dem gemeinen Festspielpilger, schmachtlüstern geleiteten wir ihn zum frommen Mahle. Die erquickende Labung, die das Leiden endete, das Heil wurde nun gespendet. O heilige Wonne! Schließe die hungrige Wunde und gesunde. Wir harrten in frommer Huld der Segensreichen, der gnadenreichen Allerbarmerin, teuflisch Holden. Zu höchsten Rettungswerken herbei sie eilte, uns mit ihrem Weihegruße zu stärken, mit göttlichem Glanze zu Wonne und Heil. Die Pilger nahmen von ihrem Brot, wandelten es kühn in Leibes Kraft und Stärke! Selig im Glauben. Selig in Liebe. Höchsten Heiles Wunder! Erlösung der Erlöserin. Der Kameramann und die Redakteurin wirkten durchaus belustigt, als sie sich anschließend mit einem Merkel-Muffin stärkten.

9.4. Hofnarren

Ich besuchte wenig später meinen Vater, um das bestandene Studium auch mit ihm zu feiern. Das Thema für meine Abschlussarbeit hatte ich mir nicht ohne Grund ausgesucht. Es ging um Hofnarren, also Personen, die sich, genau wie ich, in gewisser Weise nicht normal verhielten. Aus Fürsorge und Nächstenliebe wurden einige psychisch Kranke im Mittelalter an den königlichen Hof geholt und erhielten dort ein Auskommen. Sie dienten der Belustigung, und ihr Status war mit dem eines abgerichteten Tieres vergleichbar. Der Aberglaube, dass Narren übernatürliche Fähigkeiten hätten und somit hellsehen könnten, war stark verbreitet. In Abgrenzung zu diesen Narren entstanden später sogenannte Schalksnarren. Das Besondere an ihnen war, dass sie die Narrenrolle lediglich spielten. Durch den gespielten Wahnsinn konnte der Schalksnarr ein gewisses Maß an Sanktionen vermeiden, genoss sozusagen Narrenfreiheit. Schließlich sorgte die Maske des Wahnsinns dafür, dass er nicht verantwortlich gemacht wurde und somit gesellschaftliche Kritik üben konnte. Es handelte sich also um ein bewusstes Spiel mit Grenzen.

Im Spätmittelalter wurde Hofnarr ein gut bezahlter »Ausbildungsberuf« mit hohem Prestige. Die Funktionen waren dabei vielfältig. Er diente als Unterhalter als Arznei gegen Melancholie am Hofe und war Kommunikationskanal zwischen Hof und Volk. Außerdem galt er als ein Symbol der Vergänglichkeit und erinnerte an die Sterblichkeit jedes einzelnen Menschen. Auch zahlreiche Bücher befassten sich mit der Figur des Hofnarren, unter anderem das *Lob der Torheit* von Erasmus, das den Narren feiert, der hier für das Kreative und Schöpferische steht. Torheit ist somit ein wichtiger Bestandteil des Menschseins und richtet sich gegen ein Übermaß an Vernunft. Das gefiel mir gut. Außerdem konnte man sagen, dass in der Neuzeit satirische Zeitschriften und Broschüren die Nachfolge des Hofnarren antraten. Heutzutage wurden TV-Comedians mit Hofnarren verglichen, und selbst Hofnarrenpolitiker, die sich der gespielten Verrücktheit bedienten, hatten Erfolg.

Mein Vater sah mich stolz an, nachdem er meine Masterarbeit gelesen hatte. Er selbst hatte lediglich eine sogenannte Volksschule besuchen können und musste nach dem Willen seiner Eltern anschließend gleich Geld verdienen, obwohl er gerne Abitur gemacht hätte. Darüber hatte er oft gesprochen. Vielleicht wäre mehr Bildung in irgendeiner Weise auch für ihn hilfreich gewesen, um seine Krankheit besser einordnen und reflektieren zu können, mutmaßte ich inzwischen.

Zurück in Berlin und in meiner Wohnung genoss ich den Ausblick von meinem Balkon. Die Sonne ging langsam unter, und ich saß nun regelmäßig dort und trank ein Glas Aperol. Manchmal auch zwei. Es war schließlich Sommer. Auch wenn niemand mittrank. Ich überlegte, an welchem Abend ich zuletzt auf dieses Ritual verzichtet hatte. Es war schon eine ganze Weile her.

Ich legte mir mein Notebook auf den Schoß und forstete das Internet nach Büchern und Beiträgen durch. Ich empfand das Stöbern in dieser Situation als ausgesprochen bequem, weil ich eine große Auswahl, Anonymität und meine Ruhe zu einem speziellen Thema hatte, für das ich mich interessierte. Es ging um Trauerarbeit. Meine Mutter war nun schon seit acht Jahren nicht mehr da, und es fehlte mir nach wie vor, gelegentlich zum Telefon zu greifen, wenn etwas passiert war, um es mit ihr zu teilen. Es schien der richtige Zeitpunkt zu sein, um sich noch einmal ausführlicher mit dem Verlust zu beschäftigen.

10. Die letzte Episode

10.1. Warnsignale

Unter anderem wegen meiner Schlafstörungen und einer gewissen Unruhe hatte ich wenig später angefangen, Yogakurse zu besuchen. Ich hatte das Gefühl, dort richtig zur Ruhe zu kommen, und wenn es auch nur für eine gute Stunde war. Stolz berichtete ich Frau Doktor Feinzweig davon. »Sie wissen schon, dass solche Entspannungstechniken wie Meditation und Yoga Psychosen hervorrufen können?«, fragte sie mich daraufhin. Mein neues Hobby war also ein weiterer Punkt auf meiner Liste mit Dingen, auf die ich achten musste, um eine weitere Psychose zu verhindern.

Die Schlafstörungen hatte ich jetzt schon seit einigen Wochen. Das war sehr ungewöhnlich, da ich normalerweise fest schlief. Ich berichtete Frau Doktor Feinzweig ebenfalls davon, und sie meinte, dass ich mich selbst aufmerksam beobachten sollte. Falls ich erste Symptome bemerkte, sollte ich sofort zu ihr kommen, auch ohne Termin. Es gäbe auch Notfallmedikamente. Zu Hause hatte ich noch immer etwas von dem Abilify, das ich nicht mehr nahm, doch das war zu leicht und würde bei einer akuten Psychose nicht schnell genug wirken. Gleichzeitig wollte ich nicht voreilig wieder zu einem Neuroleptikum greifen. Ich hatte noch die Stimme des Arztes im Kopf, der mir beim letzten Absetzversuch sagte, ich müsse mich entscheiden, ob ich mit oder ohne Medikamente leben wollte.

Außerdem gab es noch meinen Therapeuten, mit dem ich seit vielen Monaten für den Ernstfall trainiert hatte. In der Therapie hatte ich nämlich Notfallmaßnahmen besprochen. So gab es Personen, die ich anrufen konnte, wenn ich merkte, dass etwas nicht stimmte. Ich konnte mich bei meinem Therapeuten oder Frau Doktor Feinzweig melden oder würde im Extremfall gleich in ein Krankenhaus gehen. Ich dachte an die Ärztin der Hundestation, wo ich nach der Italienepisode gelandet war. Sie hatte gesagt, dass man im Ernstfall in der Zukunft jederzeit einen Platz für mich finden würde.

10.2. Der Rückfall

Dann erneuerte Airbnb seine Geschäftsbedingungen. Eigentlich war das keine große Nachricht, aber ich saß starr vor dem Computer und las aufmerksam das

Kleingedruckte. Ich hatte einen Pakt mit dem Teufel geschlossen, wurde mir schlagartig bewusst. Ich reimte mir zusammen, dass der Gast, den ich in ein paar Tagen erwartete, langfristig geplant hatte, meine Wohnung zu übernehmen. Ich würde also bald obdachlos sein. Verzweifelt rief ich Lars an, zum ersten Mal seit Wochen. Ich vermisste ihn. Wir hatten uns vor zwei Monaten getrennt, da wir viel gestritten hatten. Zunächst war es spannend, nach vier Jahren in einer Beziehung wieder unabhängig zu sein, doch dann fühlte ich mich zunehmend allein. Als ich noch Medikamente nahm, war ich automatisch ruhiger, um nicht zu sagen ein wenig sediert gewesen. Es war also einfacher, mit mir auszukommen. Ganz ohne Tabletten hatte ich nicht nur mehr Energie, sondern auch größere Streitlust entwickelt.

Wir hatten uns in den letzten Wochen lediglich hin und wieder gemailt. Ich berichtete ihm nun von meinen Schlafstörungen, und dass ich seit einigen Tagen gelegentlich komische Gedanken hatte. Er war besorgt, meinte aber auch, dass ich mich ganz normal anhörte. Er hielt es für eine gute Idee, dass ich einen Termin bei meinem Therapeuten gemacht hatte. Während des Telefonats war ich frei von wirren Gedanken, sodass ich in der Tat wirken musste wie immer.

Ich wusste, dass es jederzeit wieder passieren konnte, aber abgesehen von den Schlafstörungen waren die Warnsignale diffus. Um mich mental auf eine mögliche Episode einzustellen, packte ich dennoch eine Tasche für den Ernstfall. So wäre ich jederzeit bereit für den Weg in die Klinik. Unter anderem legte ich ein Buch in die Tasche, in dem es um das Thema Früherkennung ging. Man konnte eigene Gedanken niederschreiben und Fragen beantworten, wenn man das Gefühl hatte, dass die Dinge aus dem Ruder liefen. Einige Tage und schlaflose Nächte später fing ich an, darin zu lesen und sah mir selbst dabei zu, wie ich mir Notizen machte. Nach und nach beantwortete ich die Fragen. Meine Schrift wurde immer kleiner.

Langsam wurde ich in diese andere Realität hineingezogen. Glücklicherweise hatte ich am Nachmittag bereits einen Termin bei meinem Therapeuten. Als die Zeit gekommen war, setzte ich mich aufs Rad und fuhr los. Unterwegs entdeckte ich einen Schlüssel zu der Wohnung von Lars in meiner Jackentasche. Ich wusste, dass er momentan nicht in Berlin war. War es vielleicht ein Zeichen, dass ich gerade jetzt, wo ich auf dem Weg zur Therapie war, diesen Schlüssel fand? Natürlich war es das. Schließlich stand ich vor der Wohnungstür und schloss sie auf.

Ich setzte mich in die Küche und sah auf mein iPhone. Es wurde mir von einem Moment auf den anderen bewusst, dass mein Herzschlag von meinem Smartphone gesteuert wurde. Es war eine Art Herzschrittmacher, den ich da in der Hand hielt. Wenn ich besonders schnell tippte, ging der Herzschlag nach oben, bei langsamem Tippen wurde er indes langsamer. Es war schwierig, die Balance zu finden. Kurze Zeit später waren diese kruden Gedanken wieder unwichtig, und ich betrat das Badezimmer. Da mir kalt war, beschloss ich, mich mit dem winzigen Reiseföhn, den ich Lars einmal geschenkt hatte, warm zu föhnen.

Zurück zu Hause setzte ich mich vor mein Notebook. Ich hatte eine Mail von meinem Therapeuten erhalten sowie einen neuen Terminvorschlag für den nächsten Tag, den ich gleich annahm. Als Nächstes ging ich auf Facebook und klickte mich durch das Menü. In meinem besonderen Zustand fand ich eine Einstellung, bei der man Verwandtschaftsinformationen zu seinen Kontakten hinzufügen konnte. Ich wählte zwei Freunde aus, bei denen ich angab, dass sie meine Tante und mein Onkel seien.

Jemand schien mich zu beobachten. Ich klebte die Kamera an meinem Notebook ab und loggte mich aus meinem Account aus. Nun kam ich auf die interessante Idee, einen zweiten Facebook-Account anzulegen. Diesen kombinierte ich mit einem überaus komplexen Passwort, das ich mir selbst nicht merken konnte. Das geheime Passwort versah ich zudem mit falschen Angaben zu den Sicherheitsfragen, die mir als Nächstes gestellt wurden. Nur so ließ sich Datenschutz herstellen. Daraufhin kam mir die tolle Idee, mich mit einigen fremden Leuten aus Brasilien zu befreunden, die kurioserweise auch meine Anfrage akzeptierten. Bis heute erhalte ich regelmäßig in meinem Spamordner Benachrichtigungen über Status-Updates meiner brasilianischen »Freunde«. Außerdem schlägt mir Facebook in schöner Regelmäßigkeit vor, mich mit mir selbst zu befreunden oder fragt in immer wiederkehrenden Mails, ob ich mich kenne.

Zurück im Analogen bastelte ich aus Teelichtern und anderen Gegenständen wenig später kleine Figuren. Ich war wahnsinnig kreativ. Überall hatte ich Kerzen aufgestellt, sodass es ein schönes Licht gab. Ich drückte auf Play und ließ die Musik zu *Lohengrin* ertönen. Mit meinen selbst gebastelten Objekten stellte ich den ersten Akt nach, während ich diese Miniinszenierung auf meinem iPhone aufzeichnete. Ich dachte mir verschiedene Settings aus. Eine Szene zum Beispiel spielte in meinem leer geräumten Kleiderschrank.

Während sich diese vierte – und bislang letzte – Episode anschlich, war ich damit beschäftigt, ein wenig »aufzuräumen«. Ich war jetzt ein Agent und musste meine echten Ausweisdokumente verstecken. Auch mein Geld und einige Schlüssel bekamen ein Versteck unter einem Stein im Hinterhof des Hauses. Dann ging es zurück in die Wohnung. Es wunderte mich selbst, dass ich geistesgegenwärtig genug war, um die Kerzen zu löschen und den Herd und den Backofen ebenfalls auszuschalten.

10.3. Auf die Straße

Ich hatte anschließend sämtliche Gegenstände in meiner Wohnung in riesige Bettbezüge geworfen. Die

Schränke und Regale waren komplett leer. Da der Kleiderschrank ebenfalls leer war, hatte ich ein neues »Zimmer« entdeckt. Ich sah mir im Schrank Videos auf meinem Notebook an. Nach einer Weile wurde es mir jedoch etwas langweilig. Die gut gefüllten Bettbezüge hatte ich schließlich in die geöffnete Wohnungstür gestellt. Außerdem hatte ich mich für den Zwiebellook entschieden und so viele Kleidungsstücke wie möglich übereinander angezogen. Es waren insgesamt sechs oder sieben Schichten. Gekrönt wurde dieses modische Outfit von einem grauen Bademantel. Mit einer Sprühflasche und einem Stück Rinderfilet aus meinem Kühlschrank bewaffnet war ich auf die nächtliche Straße gegangen.

Es war später Donnerstagabend. Mit der Flasche Glasreiniger und dem Stück Fleisch lief ich im Bademantel durch meinen Kiez. Das Rinderfilet hielt ich für ein wichtiges Organ, das verpflanzt werden sollte. Außerdem schmierte ich meinen Bauch mit Orangenmarmelade ein. Ein Taxi hielt in einer Seitenstraße. Ich lief hinüber und sagte dem Fahrer: »Zum nächsten Krankenhaus, die Hundestation bitte.« Doch er nahm mich verständlicherweise nicht mit und fuhr einfach weiter. Nach ein paar Stunden Spaziergang fand ich ein Dixi-Klo, wo ich die Gelegenheit nutzte, um ein paar Lagen Klamotten meines Zwiebellooks abzustreifen. Leider hinterlegte ich an diesem Ort auch meine Kreditkarte.

Es wurde langsam hell, und mir war noch immer furchtbar heiß. Ich befreite mich von weiteren Lagen, bis ich in kurzer Hose und mit freiem Oberkörper dastand. Dann hüllte ich mich in eine weiße Tagesdecke, die ich ebenfalls dabeihatte, und ging joggen. Nachdem ich durch einen kleinen Park gelaufen war, hatte ich die Decke abgeworfen und lief nach Hause. Im Hinterhof fand ich einen Wohnungsschlüssel. Der Termin mit meinem Therapeuten stand heute auf dem Programm, erinnerte ich mich dunkel.

Ein paar Stunden später war es so weit, und ich machte mich erneut auf den Weg zur Therapie. Doch wie schon am Vortag gelang es mir nicht, mit meinen Gedanken bei der Sache zu bleiben. Nach wenigen Metern dachte ich, dass ich in einem komischen Spiel gelandet sei, in dem mir Charaktere Auskünfte gaben, bis ich schließlich ein Rätsel gelöst haben würde. Daher sprach ich auch die Bauarbeiter an der nahe gelegenen Baustelle an. Sie sahen sehr echt aus, fast wie richtige Menschen, obwohl sie virtuell sein mussten. Einer von ihnen kam zu mir und erläuterte mir tatsächlich den Weg.

Mein Smartphone klingelte. Es war mein Therapeut, der etwas verunsichert war, weil ich mich offenbar verspätete. Ich fragte auch ihn nach dem Weg und kam dann auf die im normalen Zustand wenig naheliegende Idee, dass seine Praxis umgezogen sein musste und sich nun im Haus neben der Baustelle befand. Es handelte sich um eine verschlüsselte Botschaft, die er mir hatte zukommen lassen.

Ich habe mich häufig gefragt, warum ich immer meine Smartphones wegwarf, aber so geschah es auch dieses Mal. Nachdem mein Therapeut das Gespräch beendet hatte, legte ich es auf einen Stein und ging zielsicher in die nahe gelegene Tiefgarage. Ich probierte den Feuerlöscher aus, den ich in einem Gang fand, freute mich wie ein Kind über den Anblick des Schaums und blieb neben einem Mercedes stehen, als ich plötzlich angesprochen wurde.

10.4. Geschlossene Gesellschaft

Ein erfolgreicher Food-Designer sei ich. Ich käme gerade von einem Projekt, das ich fertiggestellt hätte, und sei einfach hoffnungslos überarbeitet, erzählte ich schließlich der Ärztin im Krankenhaus. Ich redete wie ein Wasserfall und dachte mir viele haarsträubende Geschichten aus. Die Ärztin, die mich befragte, notierte alles gewissenhaft. Hin und wieder googelte sie einen Begriff, den ich in den Raum warf. Am Ende des Gesprächs bot sie mir ein kleines Getränk an. Der Name des Gebräus sei übrigens Haldol. Ich schreckte auf.

Haldol hatte ich nicht nur in der Toskana bekommen. Ich kannte es auch von meinem Vater und erinnerte mich, wie es ihn in den Achtzigern immer in einen Zombie verwandelt hatte. Es machte einen extrem steif, man konnte die Arme beim Gehen nicht mehr bewegen und schleppte sie irgendwie mit sich mit. Es machte auch müde und sedierte. Eine weitere Quelle zu meinem Wissen über Haldol war das Buch *Lauf Jane, lauf!*, das ich vor langer Zeit gelesen hatte. Darin wird einer Frau ohne Wissen von ihrem Mann, der sie in die Psychiatrie bringen will, Haldol verabreicht, bis sie merkwürdige Symptome entwickelt. Prost! Ich trank es trotzdem und unterschrieb mit krakeliger Schrift und einem Pseudonym die Einwilligung für den Klinikaufenthalt, wie sich wenig später herausstellte, in einer geschlossenen Station.

Irgendwann im Verlaufe dieses Freitags ging der Reißverschluss meiner Hose kaputt. Ich hatte natürlich nichts zum Wechseln, sodass ich mit offener Hose durch die Station laufen musste. Ich war extrem aufgekratzt, um nicht zu sagen manisch und plapperte vor mich hin. Immer wieder drückte ich den Knopf, um die Schwester zu rufen. Sie strahlte eine gewisse Ruhe und Geduld aus. Vielleicht fing auch das Haldol langsam zu wirken an, jedenfalls wurde ich ruhiger.

Haldol also, zum zweiten Mal. Dazu noch ein bisschen was anderes. Ich konnte endlich tief und fest schlafen, nach meinen wochenlangen Schlafstörungen. Doch dann wurde ich von einem Geräusch geweckt. Mein attraktiver Zimmernachbar saß mit nacktem Oberkörper vor meinem Bett und spielte Gitarre. Und sang. Gar nicht schlecht. Er war manisch-depressiv, gerade wohl eher manisch. Ein interessanter Ort, an dem ich hier gelandet war. Mein Zimmernachbar erzählte, dass er die vergangenen Monate ohne Geld durch Polen gereist sei. Nur mit der Gitarre ausgerüstet.

Ein paar Tage später ging es mir bereits etwas besser, und ich konnte auf eine offene Station wechseln, auf der es wesentlich ruhiger zuging. Dort angekommen kam ich langsam zu mir und machte mir Gedanken. Wie hatte es erneut so weit kommen können? Ich hatte doch vieles getan, um einer solchen Entwicklung vorzubeugen. Später ließ ich diesen merkwürdigen Freitag, an dem ich ins Krankenhaus kam, Revue passieren. Ich hatte mir zu viel vorgenommen. Im Anschluss an den Termin bei meinem Therapeuten wollte ich eine Messe besuchen, auf der ich hoffte, Kontakte knüpfen zu können, um einen neuen Job zu finden. Außerdem wären am Abend Airbnb-Gäste bei mir angekommen, von denen ich ja zwischenzeitlich überzeugt war, sie wollten meine Wohnung übernehmen. Schließlich stand noch das Abholen einer weiteren Ladung Merkel-Muffins auf dem Programm. Im Nachhinein fragte ich mich, wie ich mir so großen Stress hatte machen können.

10.5. Normalisierung

Gelegentlich bekam ich Besuch. Tobias hatte ich von meinem Klamottenversteck in dem Dixi-Klo berichtet, und bei seinem nächsten Besuch hatte er einige Kleidungsstücke für mich dabei, die sich immer noch dort befunden hatten. Eine andere Freundin, so war mir aufgefallen, war in all den Jahren immer mit etwas ganz Besonderem beschäftigt, wenn ich gerade einen Klapsmühlenaufenthalt einlegte. Diesmal hatte sie einige Tage vor meiner Einlieferung ein Kind bekommen. Es war alles gut gelaufen, und sie war schon wieder zu Hause. Merkwürdigerweise war ihr Sohn im gleichen Krankenhaus geboren worden, in dem ich mich nun befand. Als sie mich besuchte, konnte sie mir gleich eine Führung durch das Gebäude geben und vor allem den Weg zur Cafeteria zeigen. Die befand sich nämlich gleich neben dem Kreißsaal.

Zurück auf der Station sprach mein neuer Zimmernachbar mal wieder mit sich selbst. Ich hörte nur Fetzen davon. Häufig ging es um Dinge wie »Das hast du wieder verbockt«, »Du machst auch alles falsch, war ja klar, dass das nicht klappt« und ähnliche Selbstvorwürfe. Er hatte seine langen grauen Haare zu einem Zopf gebunden und verriet mir bei Gelegenheit, dass er gerne eine Frau wäre, sich aber nicht sicher sei, ob das eine gute Idee wäre. Er mache sowieso alles falsch, daher konnte er auch diese Frage nicht beantworten.

Morgens war er der Erste auf der Station, der aufstand und das Frühstück zubereitete. Wie ich es bereits aus anderen Krankenhäusern kannte, ging es darum, die Patienten schrittweise mehr einzubinden und ihnen wieder Verantwortung bei den alltäglichen Verrichtungen zu übertragen. Da ich tagsüber gerne in meine Wohnung gehen wollte, erklärte ich mich bereit, ebenfalls das Frühstück vorzubereiten, sodass ich nachmittags keine Termine aufs Auge gedrückt bekam. Am nächsten Morgen war ich also dran, und mein Zimmernachbar schien sich über die Unterstützung zu freuen. Gleichzeitig dachte er bei jeder Tätigkeit darüber nach, was er alles falsch machen konnte. Nachdem er mir erklärt hatte, wie man die große Kaffeemaschine bediente, fasste er sich an den Kopf und überlegte, was als Nächstes käme. Er brachte mich durcheinander. Erst als das Wasser unten aus der Maschine tröpfelte, merkte ich, dass ich vergessen hatte, einen Filter einzusetzen. Er machte mir aber keine Vorwürfe, sondern suchte die Schuld nur bei sich selbst. Er hätte es mir besser erklären müssen, fluchte er lautstark, bis schließlich eine Schwester hinzukam und ihn beruhigte. Es sei alles halb so schlimm. Es dauerte dennoch eine Stunde, bis er aufhörte über sich selbst zu fluchen.

Mein anderer Zimmernachbar erinnerte mich aufgrund seiner Statur an den »Indianer« aus dem Kuckucksnest-Film. Besonders nervig war seine Radioauswahl, denn ständig ließ er lautstark irgendein Hitradio laufen. Als das Gerät des Indianers kaputtging, brachte ich ihm mein eigenes Radio mit. Es war ein Geschenk von meinem Vater. Ich war mir durchaus darüber im Klaren, dass ich mir durch diese gute Tat nun weiterhin noch mehr nervige Charts würde antun müssen. Seine Frau hatte ihn verlassen, und er sah seine Kinder nur selten. Eigentlich müsste er auch Unterhalt zahlen, aber stattdessen war er nun hier gelandet.

Auf dem Wagen mit dem Mittagessen waren die Tabletts für sämtliche Patienten der Station untergebracht. Auf jedem Tablett befand sich ein Papiernamensschild. Auf meinem stand der Name »Simon Dagsteiger«. So hatte ich mich bei der Aufnahme vorgestellt. Während ich langsam wieder zu Verstand kam, ging ich zu einer Pflegerin und erzählte ihr, dass ich mir diesen Namen nur ausgedacht habe und in Wahrheit auch kein Food-Designer sei. Bei nächster Gelegenheit brachte ich ihr schließlich meine Krankenkassenkarte mit, die Tobias ebenfalls neben dem Dixi-Klo gefunden hatte.

Wie beschrieben hatte ich bislang bei fast jeder Psychose mein Telefon verloren beziehungsweise von mir geworfen. Es war gar nicht so einfach, auf die Schnelle einen adäquaten Ersatz zu bekommen. In Kombination mit meinen wirren Gedanken war es schwierig, sich an ein Android-Smartphone oder ein altes Nokia-Handy zu gewöhnen. Die Kosten, die durch meine verlorenen Gegenstände entstanden, waren von Psychose zu Psychose gestiegen und beliefen sich bei den letzten beiden Malen auf mehrere Tausend Euro.

Zwar gab es in diesem Krankenhaus keine Therapiehunde, dafür war ich nun von der sogenannten Kräuterspirale begeistert. Viele der Pflanzenarten kannte ich noch aus dem Garten meiner Eltern. In der Kräuterspirale wuchsen unter anderem verschiedene Minzsorten, aus denen wir nach getaner Arbeit einen Tee zubereiten konnte. Heimlich holte ich ein paar Kuchen-fürs-Volk-Sticker heraus, die ich mir vor einiger Zeit hatte liefern lassen. Während niemand hinsah, klebte ich sie auf die Rückseite einiger Blumentöpfe, die ich in einer anderen Ecke des Gartens fand, als sich eine weitere Mitpatientin zu mir gesellte. Sie berichtete, dass sie manisch sei und in einem Möbelhaus den Weihnachtsmarkt dekoriert habe. Sie hatte sich etwas zu sehr in diese Tätigkeit hineingesteigert.

Mit Harken und anderen Geräten bewaffnet, deren Namen ich noch nie gehört hatte, arbeiteten wir nun im Garten. Die Gärtnerin bemühte sich derweil, uns etwas von der Vergänglichkeit der Natur und des Lebens mitzuteilen. Sie selbst sei im Herbst des Lebens angekommen, habe schon etwas, auf das sie zurückblicken konnte, wie zum Beispiel eine erwachsene Tochter. Wir, die manische Möbelhausfrau und ich hingegen, stünden im Sommer unseres Lebens und hätten noch viel vor uns. Auf einem Stein an einem kleinen Baum war ein Todesdatum eingraviert und mit einem winzigen Kreuz versehen. Es gab wohl viele verschiedene Gründe, warum Menschen an diesem Ort landeten.

10.6. Entlassung

Es fiel mir schwer, den Arzt ernst zu nehmen. Er kam gerade an und war sichtlich bemüht, sein Skater-Outfit zu verstecken. Er verschwand in seinem kleinen Sprechzimmer und kam zwei Minuten später in anderer Verkleidung wieder heraus. Jetzt trug er seinen weißen Kittel. Er musste einige Jahre jünger sein als ich selbst. Schließlich nahm er sich Zeit für mich, und ich schilderte ihm, dass ich am Abend gerne in die Philharmonie gehen wolle. Ein Freund, der nichts von meinem Klinikaufenthalt wusste, hatte mir eine Nachricht geschickt und ein Ticket angeboten. Der Arzt stimmte nach einigen Fragen zu, aber ich sollte um 23 Uhr spätestens zurück sein. Ich war einverstanden.

Im Konzertsaal hatten wir gute Plätze, allerdings war ich die ganze Zeit ein wenig abgelenkt, weil ich so sehr darum bemüht war, möglichst normal zu wirken. Als der Abend vorüber war, wollte ich in den Bus steigen und fragte meinen Begleiter, wie er nach Hause käme. Zu meiner Überraschung erwähnte er den gleichen Bus, den ich in Richtung Krankenhaus nehmen musste, und verabschiedete sich von mir. Schließlich nahm er an, dass ich wie gewohnt in die andere Richtung aufbrechen müsste. Ich schaffte es nicht, ihm zu berichten, dass ich ebenfalls in seine Richtung fahren würde, um am Krankenhaus auszusteigen. Stattdessen tat ich so, als führe ich zu meiner Wohnung, und als mein Freund nach endlos erscheinender Wartezeit endlich in den Bus eingestiegen war, drehte ich um und wartete auf den nächsten Bus dieser Linie. Als ich endlich auf der Station ankam, war es bereits Viertel nach elf und die Schwester sah mich streng an.

Der Blumenladen im Krankenhaus wurde von ein paar Asiaten geführt. Unter anderem boten sie dort Bilder mit komisch gerahmten chinesischen Schriftzeichen an. Ich war überwältigt von einem Rahmen, den ich unbedingt haben wollte. So ging es jetzt schon seit Wochen. Ich entdeckte haufenweise überflüssige Dinge, die ich kaufte. Mein ohnehin strapaziertes Bankkonto war überzogen. Hinzu kamen die Ausgaben für ein neues Smartphone und Winterklamotten, die ich nun dringend anschaffen musste, nachdem ich so manche Schätze, die bei dem Dixi-Klo gelandet waren, nicht wiederbekommen hatte. Der Gedanke an meine Verluste und mein schon vorher in die Miesen geratenes Bankkonto ließ mich nicht los. Ich wusste nicht weiter.

Irgendwann stand ich vor einer Bank. Verwirrt betrat ich die Filiale, ohne zu wissen, was ich eigentlich dort wollte. Nach ein paar Minuten Wartezeit empfing mich eine junge Dame. Nachdem ich ihr geschildert hatte, dass ich in den Miesen sei und etwas Beratung gut gebrauchen könnte, warf sie einen Blick auf meinen Kontostand. Sie zog sich zurück, um sich mit ihrem Vorgesetzten zu beraten. Ein Algorithmus hatte es verbockt, wie sich herausstellte. Ich hätte eigentlich niemals diesen Dispo bekommen dürfen, erklärte sie mir wenig später. Man ließ mich wissen, dass dieses Gespräch nie stattgefunden hätte, im Gegenzug hielt man dafür meinen Dispo-Betrag weiterhin bei der lächerlich hohen Summe aufrecht, da ich derzeit zu einer Rückzahlung nicht in der Lage war. Wie ich das Problem lösen sollte, wusste ich noch immer nicht.

Ein anderes Gespräch war ebenfalls überfällig. Es ging um meine Entlassung aus der Klinik. Am Ende des Gesprächs gab es eine Standardfrage: »Spielen Sie mit dem Gedanken, sich umzubringen?«

Ich antworte mit einem entschiedenen »Nein«. Damit beantwortete ich die Frage wahrheitsgemäß, war mir aber bewusst, dass ich hier keine Scherze machen durfte. So wie man am Flughafen nicht das Wort Bombe in den Mund nahm, war das Wort Selbstmord etwas, was dazu führen konnte, dass man aufgefordert würde, ewig in dieser Klinik zu bleiben, dachte ich.

Am Nachmittag konnte ich schließlich nach Hause gehen. In meiner Wohnung angekommen checkte ich meine Mails. Mein Vermieter hatte geschrieben. Es würde ein Rattenproblem im Keller geben, für das er sich entschuldigen wollte. Man arbeitete bereits an der Lösung. Ich hatte also doch recht. Man wollte mich mit allen Mitteln aus meiner Wohnung bekommen. Den Trick mit den Ratten kannte ich schließlich aus den Medien. Während der nächsten Tage war meine Furcht, obdachlos zu werden, das bestimmende Thema in meinem Kopf. Die wirren Gedanken ebbten nur langsam ab.

Dann kam ein neuer Untermieter an, dessen Geld ich gut gebrauchen konnte. Statt den ersten Monat Miete zu zahlen, schlug ich ihm jedoch vor, das Geld für ein Projekt zu überweisen, das Kindern auf Haiti zugutekäme. Wenn mein Kontostand sprechen könnte, hätte ich mir nun Zisch- und Fauchlaute anhören müssen. Trotzdem schien mir diese Spende notwendig zu sein.

Als ich wenig später in den Flur ging, standen überall quer über den Boden verteilt Schuhe meines neuen Mitbewohners in komischen Formationen. Ich stolperte darüber und räumte sie zur Seite. Am nächsten Morgen standen die Schuhe wieder genauso seltsam angeordnet da, sodass ich erneut ins Stolpern geriet. Er schien wohl einen Schuhtick zu haben. Statt zur Arbeit ging ich zur Tagesklinik und tat ihm gegenüber so, als würde ich arbeiten.

10.7. Tagesklinik

Es war eine Tagesklinik für Psychiatrie, Psychotherapie und Psychosomatik. Sie lag an einem schönen, großen Park. Jeden Morgen nach dem Frühstück stand erst einmal ein langer Spaziergang auf dem Programm. Bis zum Mittagessen war ich in der Ergotherapie untergebracht. Dort war ich die meiste Zeit damit beschäftigt, Adventskalender für meine Nichte und meinen Neffen zu basteln. Nachdem ich damit fertig war, konnte ich, ein paar Wochen später, endlich in die Kochgruppe wechseln, die nicht nur einkaufen ging und kochte, sondern auch entschied, welche Mahlzeiten an jedem einzelnen Tag der Woche zubereitet werden sollten. Außerdem gab es eine Gruppentherapie, in der jeder Anwesende sehr persönlich über seine derzeitige Situation und seine Gefühle sprach. Mittwochnachmittag stand immer ein Ausflug auf dem

Programm. So gewöhnte ich mich nach und nach wieder an einen normalen Alltag.

Die Mitpatientin mit der brünetten Dauerwelle sagte bei der Gruppen-Physiotherapie: »Wir kommen von der Psychosomatik.« – Das klang gleich viel schicker als festzustellen: »Wir haben alle einen Hau.« Nach ein paar Übungen ging es für unsere Gruppe zurück in das Hauptgebäude. Wir kamen an den unterschiedlichen Gebäuden des Krankenhauses vorbei, als ich sah, dass ein Kollege mir entgegenkam. Glücklicherweise schien er mich nicht zu erkennen, während ich mir bereits Gedanken darüber machte, welche Ausrede ich mir einfallen lassen könnte, wer diese Leute um mich herum waren.

Ein anderer Mitpatient sah gemütlich aus. Er trug einen dicken Wollpulli und machte trotz gerade erst überstandener Psychose einen recht normalen Eindruck. Man konnte sich mit ihm während des Morgenspaziergangs gut unterhalten. Beim Nachmittagskaffee saß er mir gegenüber neben den beiden Mädchen mit der Essstörung, die nur einen kleinen Schluck Kaffee tranken, während er drei Stücke Kuchen verzehrte. Ich war offensichtlich nicht der Einzige, der von den Medikamenten Heißhunger bekam.

Eine Woche später unternahm ich den Versuch, eine Führung durch die Neue Nationalgalerie zu buchen. Jeden Mittwochnachmittag gab es eine Gruppenunternehmung, über die alle Patienten gemeinsam abstimmten. Nachdem in der Vergangenheit immer für Bowling oder Badminton votiert worden war, konnte sich die Koalition, bestehend aus den magersüchtigen Mädchen und mir, durchsetzen, und es sollte ins Museum gehen. Die freundliche Museumsmitarbeiterin, bei der ich versuchte, Freikarten zu erhalten, hielt mich für einen Sozialarbeiter und begründete die kostenlose Führung damit, dass es sich bei Patienten einer Tagesklinik ja sowieso um Hartz-IV-Empfänger handeln müsse. Ich wollte widersprechen, ließ es aber lieber bleiben. Schließlich hatte ich gerade eine kostenfreie Gruppenführung ergattert.

In der Gruppentherapie stellten sich alle vor und berichteten von ihrer Krankheit. Alle mit einem ähnlichen Krankheitsbild erzählten, dass es ihre erste Psychose gewesen sei. Ich kam mir ziemlich blöd vor mit meinen ständigen Episoden und rechnete die ersten beiden zu einer Psychose zusammen, sodass ich »nur« auf drei kam.

10.8. Der Abschied

In der Ergotherapie hatte ich auch einen Adventskalender für Lars gebastelt. Ich weiß nicht, ob es daran lag, dass ich wieder Abilify nahm, aber ich hatte meine Streitlust verloren und war wieder umgänglicher geworden. Es lief langsam wieder rund zwischen uns. Meine wirren Gedanken waren auch verschwunden. In wenigen Wochen konnte ich wieder arbeiten gehen.

Wir besprachen gerade in der Kochgruppe, welche Zutaten wir für das heutige Mittagessen einkaufen sollten, als eine Ärztin mich zu sich rief. Es sei etwas geschehen, und ich bräuchte nun viel Kraft. Im Büro der Therapeutin, das sich im Obergeschoss befand, konnte ich telefonieren. Meine Schwester war am anderen Ende der Leitung. Unser Vater hatte eine Zigarette im Bett geraucht und war dabei eingeschlafen.

Der Oberarzt in seinem schicken Anzug, der mir sonst eher wie ein Oberarzt-Schauspieler vorkam und der seine Visite so sorgfältig inszenierte, hielt sich auffällig zurück mit seinen üblichen schnippischen Bemerkungen.

»Warum sind Sie so gefasst?«, wollte er wissen.

Ich erklärte, dass ich mir nach dem Tod meiner Mutter viele Gedanken gemacht hatte und wusste, dass irgendwann auch dieser Tag kommen musste. Dass es so früh der Fall war, schockierte mich dennoch. Ich hatte mich nach der Psychose mit Hilfe der therapeutischen Angebote sowie der Medikamente mühsam wieder gesammelt und jetzt das.

»Ich spüre, dass Sie es schaffen können. Wenn Sie hinfahren möchten, haben Sie mein Einverständnis. Es ist gut, wenn Sie Ihren Verwandten jetzt beistehen.«

Ich ging nach dem Gespräch schnell nach Hause, um meine Sachen zusammenzupacken und den letzten Zug, der an diesem Tag fuhr, noch zu erwischen. Nach der Zugfahrt kam ich, wieder einmal, in meiner Heimatstadt an. Die nächsten Tage waren wir damit beschäftigt, die Trauerfeier zu organisieren. Lars kam und war für mich da. Ich funktionierte.

Es war Freitag. Heute wäre er also ins Altersheim gegangen, um mit den Seniorinnen Mensch-ärgere-dich-nicht zu spielen. Ich wählte die Nummer und informierte die zuständigen Leute, dass er nicht kommen würde, und nach einigem Stottern war ich in der Lage zu berichten, was passiert war.

Meine Schwester und ich hatten die angekokelten Kontoauszüge vor uns liegen, die ich gemeinsam mit meinem Schwager aus der Wohnung gerettet hatte. Nach einiger Zeit war eine Liste erstellt mit Ausgaben, die regelmäßig vom Konto abgingen. Es dauerte den ganzen Tag, bis wir die Anrufe erledigt hatten, um herauszufinden wie und wo welcher bestehende Vertrag aufgrund des Todesfalls zu kündigen war und die entsprechenden Briefe aufgesetzt waren. Sämtliche nahen Verwandten hatten wir ebenfalls angerufen. Am Tag darauf waren weitere bürokratische Dinge zu erledigen. Das Gespräch mit dem zuständigen Priester und einem Bestatter, zu dem wir Kontakt aufgenommen hatten, stand an. Nachdem wir alles geklärt hatten, suchten wir noch einen, wie wir fanden, dezenten Grabstein aus.

Die kleine Kapelle kannten wir noch von der Beerdigung unserer Mutter, und auch die Trauergemeinde war zum Teil identisch. »Ganz der Vater. Die Stimme, der Bart, du wirst ihm immer ähnlicher.« Vor ein paar Jahren hätte mich diese Bemerkung noch zur Weißglut getrieben. Jetzt, wo er nicht mehr da war, folgerte ich, dass es nett gemeint war und versuchte nicht mehr, gegen das Unvermeidbare anzukämpfen. Nicht nur sein Äußeres hatte ich geerbt, sondern auch diese seltsame Krankheit. Das würde aber keinesfalls heißen, dass ich auf die gleiche Art damit umgehen musste oder ihr hilflos ausgeliefert war. Bei allen Gemeinsamkeiten gab es auch eklatante Unterschiede zwischen uns beiden. Mein Leben war eben keine griechische Tragödie, in der alle Handlungsstränge determiniert waren. Ich hatte es selbst in der Hand zu entscheiden, in welche Richtung es von hier aus weitergehen würde.

Die Trauergemeinde war jedenfalls größer, als ich erwartet hätte. Es tat gut zu merken, dass so viele Leute meinen Vater trotz seiner Krankheit mochten und nun Anteil nahmen. Er schien doch nicht so allein gewesen zu sein, wie ich aufgrund seines zurückgezogenen Lebensstils immer befürchtet hatte. Das Bild, das ich mir von seinem Leben gemacht hatte, schien zu pessimistisch gewesen zu sein. Von nun an jedenfalls war ich besser in der Lage, auf die positiven Dinge zu schauen, die ich ihm zu verdanken hatte, und die zahlreichen Erinnerungen, die mit der Krankheit verbunden waren, etwas wohlwollender einzuordnen. Er hatte versucht, im Rahmen seiner Möglichkeiten, ein guter Vater für meine Schwester und mich zu sein, und gerade innerhalb der letzten Jahre war es mir gelungen, ein gutes Verhältnis zu ihm aufzubauen.

Lars saß auf meiner Couch. Es schien eine gute Idee zu sein, ihn jetzt um mich zu haben. Es war schon spät. Ich war kein großer Hermann-Hesse-Fan, aber in dieser speziellen Situation durfte es etwas pathetisch werden. Ich nahm also mein iPad zur Hand und las ihm vor:

»Wie jede Blüte welkt und jede Jugend
Dem Alter weicht, blüht jede Lebensstufe,
Blüht jede Weisheit auch und jede Tugend
Zu ihrer Zeit und darf nicht ewig dauern.
Es muß das Herz bei jedem Lebensrufe
Bereit zum Abschied sein und Neubeginne,
Um sich in Tapferkeit und ohne Trauern
In andre, neue Bindungen zu geben.
Und jedem Anfang wohnt ...«

Es klopfte. Auf diese andere Person hätte ich gerne verzichtet. Der merkwürdige Mitbewohner mit dem Schuhtick stand in der Tür, und im Hintergrund sah ich eine korpulente amerikanische Tussi, die etwas Belangloses in ihr Smartphone quatschte. Er kondolierte mir. Ich hatte ihm geschrieben, dass ich wegen einer Beerdigung ein paar Tage weg sei. Anschließend fragte er mich nach Kondomen.

10.9. Lebenslänglich

Wieso war dieser Mist bei mir chronisch geworden? Traf mich selbst eine Verantwortung? Hätte ich besser aufpassen müssen? Diesen Eindruck gewann ich auch, als ich einige Wochen später bei Frau Doktor Feinzweig auftauchte. Sie las den wohlwollenden Arztbrief durch und reagierte verärgert, weil es wieder passiert war. Ich kam mir vor wie ein Schüler, der eine wichtige Klassenarbeit vergeigt hatte, nahm das Rezept für die neue Dosis Abilify und wusste, dass an einen erneuten Absetzversuch so schnell nicht mehr zu denken war.

Schließlich erklärte sie mir, dass es idealtypischerweise zwei Arten von Patienten gab. Die einen sahen die Medikamente mit all ihren Nebenwirkungen als Teufelszeug, von dem sie möglichst wenig einnehmen wollten. Die anderen fürchteten sich eher vor dem Kontrollverlust, der mit einer neuen Psychose einherging, und wollten einen womöglich traumatisierenden Klinikaufenthalt unter allen Umständen vermeiden. Ich war wohl irgendwo in der Mitte angesiedelt.

Ich fand mich unten vor der Tür der Praxis wieder. Ich würde also dauerhaft Pillen schlucken und alle Risiken und Nebenwirkungen hinnehmen müssen, dachte ich. Auf dem Bürgersteig vor der Praxis lag ein Stein, den ich vor mir herkickte, bis er irgendwann auf der Straße landete. Ich fühlte mich, als sei ich gerade aus einer Gerichtsverhandlung gekommen. Mein Strafmaß lautete lebenslänglich. Dabei regte sich in mir kein Protest gegen dieses Urteil, bemerkte ich wehmütig. Im Gegenteil wollte ich einen erneuten Kontrollverlust und die damit verbundenen Komplikationen, so gut es ging, vermeiden.

Wenn ich mal einen schlechten Tag hatte, konnte

ich mir von Freunden und Bekannten gleich die besorgte Frage anhören, ob ich denn noch regelmäßig meine Medikamente nehmen würde. Stimmungsschwankungen wurden mir anscheinend nicht gestattet. Ich konnte es ihnen nicht verdenken, vor allem denen, die damals dem Italiensuchtrupp angehört hatten.

Um einen neuen Versuch zu unternehmen, frei von Neuroleptika durchs Leben zu gehen, musste nicht nur viel Zeit vergehen. Auch ich selbst würde viel Energie aufbringen müssen, um an die Chancen eines erneuten Absetzens zu glauben und das Risiko eines Kontrollverlustes geringer einzuschätzen als die Vorteile eines pillenfreien Lebens. Diese Entscheidung konnte mir niemand abnehmen.

Ich nahm die Therapie wieder auf, fing erneut an zu arbeiten, sprich, der Alltag hatte mich wieder. Ich merkte, wie der Rückhalt im Büro für meine erneute absonderliche Eskapade langsam nachließ. Wir sprachen nicht darüber. Ein Mal konnte so etwas vielleicht passieren, war mein Eindruck. Aber jetzt, nach relativ kurzer Zeit, schon wieder? Eine Kollegin sah mich schließlich fragend an und sagte zögernd: »Du warst wieder in Italien, oder?« Ich nickte. Damit war alles gesagt.

Nach der vergangenen Episode war es schon unangenehm, nur die zehn Minuten in der S-Bahn zu sitzen, bis ich zur Arbeit kam. Ich musste mich erst wieder an die Medikamente gewöhnen. Im Rahmen der Therapie hatte ich nun mehrere Sitzungen, um kleine Verhaltensänderungen zu trainieren, damit ich mit der Situation besser umgehen konnte. Die Psychologin im Krankenhaus hatte mir empfohlen, in einer Therapie über Trauer zu sprechen. Jetzt, nach dem Tod meines Vaters, schien ich so etwas wie Widerstandskraft im Umgang damit entwickelt zu haben.

Mein Therapeut sprach von Orten, die ich mir auch als Atheist vorstellen konnte, an denen meine Eltern jetzt seien. Das konnte zum Beispiel mit Dingen zusammenhängen, die sie gerne gemacht hatten, oder gemeinsame Unternehmungen, an die ich mich erinnerte. Dieser Gedanke schien ein wenig zu helfen.

11. Weitermachen

11.1. Mad Pride

Man sollte zum Experten seiner eigenen Krankheit werden, hatte ich von vielen Ärzten immer wieder gehört. Sollte ich diesen Ratschlag ernst nehmen? Wenn ich mir die Biografie meines Vaters ansah, der nicht in der Lage gewesen war, sich etwas genauer mit den theoretischen Aspekten seiner Krankheit zu befassen, kam ich zu dem Schluss, dass es einen Versuch wert sein könnte.

Aber was würde es konkret bedeuten, zum Experten zu werden? Ich ging es zunächst pragmatisch an. Neben den Schattenseiten wollte ich der Krankheit, soweit es möglich war, auf jeden Fall etwas Positives abgewinnen. Die Mad-Pride-Bewegung schien dabei ein interessanter Ansatz zu sein. Es handelte sich um eine Bewegung, die in zahlreichen Städten in Europa, Nordamerika und Afrika alljährlich für die Rechte psychisch Kranker und gegen Diskriminierung demonstrierte. Kreativität und Anderssein von Psychiatrie-Erfahrenen wurden dabei hervorgehoben. In den meisten Städten fanden die Mad-Pride-Umzüge am 14. Juli statt, also dem Jahrestag der Erstürmung der Bastille, denn damals waren nicht nur Gefangene, sondern auch viele psychisch Kranke aus den Gefängnissen befreit worden.

Ähnlich wie die LGBTI-Bewegung, die negativ besetzte Worte wie *schwul* und *queer* aufgegriffen und für sich vereinnahmt hat, geht auch Mad Pride vor, um Sprache zurückzuerobern und aus dem stigmatisierenden Kontext zu lösen. Viele der Initiatoren sind zudem überzeugt, dass psychische Krankheiten nicht ausschließlich von medizinischem Fachpersonal und Behörden definiert werden sollten.

Das mochte alles schön und gut sein, doch als ich weiter recherchierte, stieß ich auf einen Artikel im *Guardian*. Dort hagelte es Kritik an der Bewegung, denn einige Anhänger traten für die Position *pro-choice* ein, also dafür, womöglich ohne Medikamente zu leben, und animierten somit, laut Kritikern, zu eigenhändigem Absetzen von Neuroleptika mit all seinen potenziell gefährlichen Folgen. Krankheiten wie Schizophrenie hielt die Journalistin in erster Linie für gefährlich – und für alles andere als poetisch. Demnach sollte man nicht klischeehaft künstlerische und kreative Aspekte glorifizieren, die es in der Realität gar nicht gäbe.

Ich konnte nur zustimmen. Schizophrenie war kein erweiterter spiritueller Bewusstseinszustand, sondern eine schwere Krankheit. So wenig wie Gesundheit als solche sich dafür eignete, hielt der *Guardian* an dieser Stelle auch psychische Krankheiten für nicht passend, um daraus eine Identität zu entwickeln. Es handelte sich um nichts, was man einem anderen Menschen wünschen würde und daher auch nicht feiern sollte. Der Slogan »glad to be mad« machte aber genau das.

Nachdem ich weitergelesen hatte, beschloss ich, den nächsten 14. Juli nicht demonstrierend auf der Straße zu verbringen. Der Gedanke, dass es solche Umzüge gab, gefiel mir trotzdem. Bei all seinen Schwächen sorgte das Konzept von Mad Pride, im Unterschied zu den meist bierernsten Antistigmatisierungs-Kampagnen, immerhin für einen humorvollen Umgang mit dem Thema.

11.2. Recovery und Resilience

Meine letzte Tüdelüt-Episode war nun ein Jahr her, und auch der Todestag meines Vaters würde sich bald jähren. Ich sah mir ein paar alte Fotos von ihm an. Als junger Mann schien er ein komplett anderer Mensch gewesen zu sein. Er wirkte auf den Bildern gut gelaunt und lebensfroh. Wenn ich daran dachte, wie ich ihn seit meiner Kindheit kannte, musste er sich bereits verändert gehabt haben. Er war in gewisser Weise von dieser Krankheit gezeichnet gewesen.

Der Herbst hatte immer etwas Bedrohliches, denn

all meine Episoden hatten sich im September ereignet. Sobald der August sich dem Ende entgegenneigte, merkte ich, dass ich aufmerksam darauf achtete, ob sich irgendetwas an mir veränderte. Jede Kleinigkeit wurde nun einer genauen Prüfung unterzogen, jede nächtliche Schlafstörung sehr ernst genommen und jede Stimmungsschwankung notiert. Wie gewohnt hatte ich durch die Medikamente ordentlich zugelegt. Eine schwangere Kollegin machte den Scherz, dass ich auch etwas Kleines erwarte, so wie mein Bauch aussähe.

Ich musste an die Bewerbungsfotos denken, die mir so gut gefielen. So gut hatte ich ausgesehen, nachdem ich schlagartig abgenommen hatte. Wenn ich mir Fotos von heute ansah, die irgendeine missgünstige Person aufgenommen haben musste, denn Selfies vermied ich natürlich, dann erkannte ich mich selbst nicht wieder. Doppelkinn und *Dad Bod* waren unverkennbar geworden. Natürlich, meine tollen inneren Werte zählten. An schlechten Tagen war ich dennoch nicht in der Lage, solche Gedanken erfolgreich zu verdrängen. Warum ging ich nicht jeden Morgen joggen? Mir rauchte der Kopf bei dieser Frage und anderen Selbstvorwürfen.

Die Bibliothek war ein wahnsinnig schicker Neubau mit Hochglanzmarmor und Holzlamellen. Hier würde ich gerne die nächsten Stunden mit einer kleinen Schizophrenie-Recherche verbringen. Ich setzte mich also an einen PC und gab ein paar Suchworte ein. Neben den üblichen Treffern erhielt ich auch ein paar neumodische englischsprachige Begriffe, die mich neugierig machten. Da war von *recovery*, *empowerment* und *resilience* die Rede. Ich ging zu den entsprechenden Regalen und kramte die passenden Bücher hervor.

Angemessen treffende deutsche Übersetzungen gab es nicht für diese Worte, las ich. Dennoch seien es mehr als nur ein paar Modeworte, versicherte mir die Autorin. Bei dem Begriff *resilience* ging es um die Bewältigung von erlittenen Traumata und die Fähigkeit, gerade durch widrige Umstände verborgene Stärken hervorzurufen. Das schien nach dem Tod meines Vaters bei mir ganz gut zu funktionieren. Unter *empowerment* konnte man sich die Kompetenz vorstellen, sich die Hoheit über das eigene Leben zu erhalten, Stigmata zu überwinden und zu einem positiven Selbstbild zu gelangen. Das klang nicht schlecht, wenn mir der genaue Weg dorthin auch noch nicht ganz klar erschien.

Blieb noch der Begriff *recovery*, der sich gegen das Stigma der Unheilbarkeit, das schizophrenen Erkrankungen noch immer anhaftet, wendete. Es ging darum, eigene Grenzen zu akzeptieren, wodurch persönliches Wachstum erst ermöglicht werde. Die Erkenntnis, dass ein Leben als Schizophrener mit Einschränkungen verbunden sei und sich somit vom Leben eines Gesunden unterscheide, könne besonders schmerzlich und schwer zu akzeptieren sein. Aber die Lebensqualität steige in dem Moment an, in dem man als Betroffener aufhöre, gegen die Krankheit zu kämpfen, und stattdessen lerne, damit zu leben. Das leuchtete mir ein.

Themen wie Hoffnung, Sinn und Selbstbestimmung standen daher im Vordergrund dieser Bücher und sollten gestärkt werden. Rückschläge konnte es trotzdem geben, und diese sollten auch zugelassen werden. Es gäbe daher zunehmend Zweifel, ob die Unterscheidung zwischen gesund und krank besonders zielführend sei und eine Koexistenz nicht erfolgversprechender sein könne. Generell schien es bei *recovery* weniger um Heilung an sich, als vielmehr darum zu gehen, das Beste aus dem eigenen Leben zu machen. Im respektvollen Umgang mit sich selbst würde die Person in ihrer Ganzheit wahrgenommen und die individuelle Lebensgeschichte betont. Das klang alles sehr schön auf der theoretischen Ebene, aber mir war nicht ganz klar, wie ich das konkret in meinen Alltag integrieren sollte.

11.3. London 2.0

Wenig später saß ich an meinem Schreibtisch und machte eine Pro-und-Kontra-Liste. Nach dem Tod meiner Mutter hatte es gut geklappt, mich in London abzulenken. Es sprach wenig dagegen, nun, in einer vergleichbaren Situation, noch einmal das Gleiche zu tun. London 2.0 also?

Den Plan, nach London zu gehen, gestaltete ich dieses Mal sehr detailliert. Während ich beim ersten Aufenthalt vor einigen Jahren spontan gewesen war und mich kaum mit Überlegungen aufgehalten hatte, wollte ich dieses Mal alles besser machen. Nach der Pro-und-Kontra-Liste machte ich mich an eine Mind-Map.

Die offenen Fragen und Befürchtungen klärte ich mit meinem Therapeuten und Frau Doktor Feinzweig. Mein ehemaliger Chef, der damals Teil des Italiensuchtrupps gewesen war, machte mit mir ein Bewerbungscoaching, damit ich fit für die anstehenden Gespräche in Großbritannien sein würde. Schließlich hatte ich mich dafür entschieden, backte jede Menge Kuchen, um mich zu verabschieden, peppte meinen Lebenslauf auf und vermietete meine Wohnung für ein Jahr unter.

Ich fand schnell eine Stelle im Kundenservice eines Fashion-Start-ups. Meine Zeugnisse wollte nach dem Bewerbungsgespräch niemand sehen. Stattdessen sollte ich mir für meinen ersten Arbeitstag ein paar Fun Facts überlegen, die man im Rahmen einer Vorstellungsrunde einbrachte. Da kamen die Merkel-Muffins gerade recht. Es war ein sehr internationales Team mit Kollegen, die Japanisch, Russisch oder Mandarin sprachen. Alle waren jung und gut gelaunt. An den Nachbartischen arbeiteten außerdem Spanier und Französinnen.

Der neuen Hausärztin in London erklärte ich, wie ich Stress trotz der neuen Vollzeitstelle vermied. Die überfüllte Tube nahm ich an schlimmen Tagen erst einmal in die entgegengesetzte Richtung, um überhaupt einsteigen zu können. Im Zug erkämpfte ich mir innerhalb von fünf Stationen mit Hilfe einer ausgeklügelten Strategie meist einen Sitzplatz. Zur Beruhigung hörte ich klassische Musik. Sobald ich im Büro ankam, gönnte ich mir einen Milchkaffee und plante genügend Zeit ein, um mich nicht zu sehr hetzen zu müssen. Trotzdem kam ich bereits mit einem flauen Gefühl im Magen in der Arbeit an.

Auf dem Rückweg fuhr ich dann gerne mit dem Bus und setzte mich wie früher oben im Doppeldecker ganz nach vorn. In der Mittagspause ging ich sofort aus dem Gebäude, das ich nur mit Arbeit in Verbindung brachte, und machte ausgiebige Spaziergänge.

Die Hausärztin blickte auf meinen Bauch. »Treiben Sie auch Sport?«, wollte sie wissen. Die Pubs in Soho waren eine andere Gewohnheit, um nach der Arbeit abzuschalten.

Außerdem war der Kaffee, den ich am Morgen an der Tube-Station bestellte, am Anfang noch klein, in den Wochen drauf medium und zwei weitere Wochen später extra large. Vollzeit zu arbeiten in London war anstrengend. Das wusste ich schon vorher, aber ein Job war nun einmal generell anstrengend. So ging es meinen Kollegen schließlich auch.

Ich versuchte, mich zu arrangieren. An den Wochenenden unternahm ich mit Lars, der häufig zu Besuch kam, Spaziergänge durch Gegenden der Stadt, die wir noch nicht kannten. Schließlich entschied ich mich nach einem knappen Jahr aber doch dafür, wieder

besonders für Nicht-Betroffene, eine bewusstseinserweiternde Wirkung entfalten. So viel zur Theorie. Wäre es nicht einfacher, wenn alle Personen, die ihr Bewusstsein erweitern wollten, einfach einen LSD-Trip einwarfen? In jedem Fall gefiel mir der Vergleich einer Psychose beziehungsweise des Wahns mit einem Dschungel. Wem es gelang, diesen Dschungel ohne Landkarte wieder zu verlassen, der musste über ein besonderes Wissen verfügen, das ein Arzt nicht aufbieten konnte. Das leuchtete mir ein. Ich dachte schon über Visitenkarten nach, auf denen stand Cordt Winkler – Experte für professionellen Wahnsinn. Für mich war es jedenfalls kein heroischer Kampf gegen einen diffusen Gegner, sondern es ergab mehr Sinn, Psychosen als Teil der eigenen Person akzeptieren zu lernen.

11.5. Schamanismus

Ich war fast zwei Monate allein unterwegs in Südostasien und hatte große Befürchtungen, was alles geschehen konnte. Schließlich erfand ich ein Spiel, bei dem ich mir täglich verschiedene tragische Ereignisse ausdachte, die sich ereignen konnten, wie zum Beispiel am Strand von einer herunterfallenden Kokosnuss erschlagen zu werden, Malaria zu bekommen, meine Medikamente zu verlieren, ausgeraubt zu werden oder nachts in der Bambushütte von tollwütigen Affen gebissen zu werden. Doch alles lief nach Plan. Ich war auf Koh Jum angekommen und entspannte mich auf meiner Veranda mit Meerblick, indem ich wieder auf meinem iPad las.

Ich war fasziniert von der Vorstellung, dass es hier in Südostasien noch einige Schamanen oder auch spirituelle Heiler geben sollte. Ich lag also vor meiner Bambushütte, die mit Highspeed-WiFi ausgerüstet war und las etwas über die verschiedenen schamanischen Kulturen. Zunächst erlebte ein junger Mensch, der zum Schamanentum bestimmt war, eine sogenannte Initiationskrankheit. Während dieser Erkrankung kam es zum rituellen Tod, wobei der Betroffene von Geistern zerstückelt wurde. Das klang dem Ausgeliefertsein durch eine Psychose nicht unähnlich. Schließlich suchte man sich diese Krankheit auch nicht selbst aus. Es folgte die Auferstehung und Gesundung des jungen Schamanen, nach der er befähigt war, als angehender spiritueller Heiler unter anderem Kranke zu heilen. Es handelte sich also um einen Entwicklungsprozess. Sobald er dieses Amt annahm und ausübte, war die Initiationskrise überwunden, und er war als Heiler befähigt. Das war ein klarer Unterschied zur destruktiven Krankheitsgeschichte etwa meines Vaters.

In einem Land wie Kenia beispielsweise gab es nur wenige ausgebildete Psychiater, und die Mehrheit der Bevölkerung suchte bevorzugt traditionelle Heiler bei psychischen Problemen auf. Ein Heiler beziehungsweise Schamane nutzte Gesänge, Rhythmen und Tanz, um sich gezielt in einer Besessenheitstrance mit dem Göttlichen zu verbinden. Man konnte diesen Vorgang auch als eine Reise in außermenschliche Welten beschreiben, in denen Geister die notwendige Behandlung erklärten.

Der Schamane war also ein Grenzgänger zwischen verschiedenen veränderten Bewusstseinszuständen. Er war in der Lage, mit Menschen zu kommunizieren, die an einer pathologischen Psychose litten, sich ihnen zu nähern und diese zu heilen. Statt der Einnahme von Neuroleptika spielte die Sedierung durch Pflanzen vor der eigentlichen Trance eine große Rolle in vielen Kulturen. In anderen Regionen wie etwa Südamerika wurde das Halluzinogen Ayahuasca als Heilmittel eingesetzt, um eine Trance herbeizuführen.

Ich schmunzelte. Das war auch gerade in bestimmten Kreisen in Berlin-Mitte sehr angesagt. Ziel der Behandlung war es, die kosmische Harmonie durch ein aufwändiges Heilritual wiederherzustellen. Der Erkrankte wurde dabei durch ein theatralisches Schauspiel mit viel Symbolik in die Gesellschaft eingebunden, während der Heiler dem Erkrankten auf einer veränderten Bewusstseinsebene begegnete. Es handelte sich also um eine Heilung durch eigenes Erkranken. Hier lag ein wesentlicher Unterschied zu einer westlichen Psychotherapie. War der Schamane somit vergleichbar mit einem Psychotiker, wie manche Theoretiker behaupteten? Schließlich war die Trance vergleichbar mit dem Ich-Verlust, wie er für eine Psychose typisch ist.

Den wesentlichen Unterschied sahen manche in der

Funktion der Trance, in die sich der spirituelle Heiler begab. Psychotiker verfügten in der Regel nicht über die Fähigkeit, durch verschiedene Bewusstseinswelten zu steuern und eine Psychose ohne Hilfe von außen willentlich zu beenden. Besaß jemand aber ebendiese Fähigkeit, konnte er selbst zu einem Heiler ausgebildet werden. Westliche Kulturen hingegen boten keine derartigen Integrationsmöglichkeiten. Ein Betroffener in einem industrialisierten Land hatte einen relativ niedrigen sozialen Rang, wurde stigmatisiert und hatte häufig Probleme, sich wieder in die Gesellschaft einzufinden, während der Schamane fest in seiner Kultur verankert war und durch sein klar umrissenes Amt eine hohe soziale Stellung einnahm.

In jedem Fall erwähnenswert fand ich es, dass Schizophrenie in wenig industrialisierten Ländern einen wesentlich unkomplizierteren Verlauf zu nehmen schien. Kulturelle Hintergründe und gesellschaftliche Annahmen mussten somit entscheidende Faktoren sein. Ein Grund konnte der verbreitete Glaube an Geister sein, der Schuld und Scham von dem Betroffenen und seinem Umfeld nahm. Stigmatisierung und Ausgrenzung konnten natürlich nicht entstehen, wenn in einer Gemeinschaft alle an Geister als Ursache einer psychischen Erkrankung glaubten. Paradox war es, dass in Regionen mit der besten Technologie, den neuesten Medikamenten und der aktuellsten Forschung die am stärksten ausgegrenzten Patienten lebten, folgerte ein anderer Autor und forderte daher eine intensivere Erforschung der kulturellen Aspekten.

Mir rauchte der Kopf als ich zu Ende gelesen hatte. Ich warf das iPad auf mein Bett und ging zum Strand. Schamanismus hin oder her, man konnte es mit der Expertenwerdung auch übertreiben. Ich musste mich räuspern. Es klang jetzt haargenau wie das Geräusch, das mein Vater immer gemacht hatte. Es machte mir nun nichts mehr aus.

12. Am Horizont

12.1. *Zug in den Süden*

Einige Jahre später stand das lange erste Maiwochenende und damit eine weitere Reise bevor. Mein Postfach quoll über von Mails, die mir meinen anstehenden Trip bestätigten. Ich hatte ihn mir spontan ausgedacht und zu meiner eigenen Überraschung tatsächlich gerade gebucht. Das Ziel war eine für mich wesentlich fernere und abenteuerlichere Destination als Südostasien damals.

Mein Plan sah nämlich eine Rückkehr nach Italien vor. Allein und mit dem Zug wollte ich von Berlin über Rom nach Neapel fahren. Mitten ins Herz der Finsternis. Noch immer stand ich diesen eigentlich unfassbar schönen Städten mit gemischten Gefühlen gegenüber, obwohl es nun bereits acht Jahre her war, dass ich mein Selbst auf dieser berüchtigten Odyssee verloren hatte. Italien war für mich zu einem Synonym geworden für eine große Katastrophe. Etwas nervös stöberte ich nun in der Drogerie nach Duschgel, Deo und Co. für die anstehende Reise. Am nächsten Morgen würde ich sehr früh aufstehen und mir im Laufe der kommenden Tage dieses Land zurückerobern.

Zweimal hatte ich schon nachgesehen, ob ich meine Medikamente eingepackt hatte. Lars unterstütze mich bei meinem Plan, hatte sich aber auch zur Sicherheit die Namen und Adressen sämtlicher Hotels sowie die Zugnummern notiert. Es kam mir ein wenig so vor, als wäre Italien für mich mit einem Fluch belegt, den ich nun in einem Kraftakt brechen und von mir abschütteln musste. Mehrmals ertappte ich mich dabei, wie ich gedankenverloren in die Luft starrte. Eine Art Teufelsaustreibung stand also bevor, ein Akt der Befreiung. Johanna und Tobias verriet ich vorsorglich nichts von meinem Vorhaben, da ich nicht wusste, wie sie wohl reagieren würden.

Zur Sicherheit packte ich ein Extrapaar Schuhe ein, quasi um auf Nummer sicher zu gehen, damit ich nicht erneut barfuß durch die Gegend laufen musste. Auch wenn dieser Kurztrip schon teuer genug werden würde, gönnte ich mir ein Erste-Klasse-Ticket. Es erschien mir als ein schöner Kontrast zu dem tagelangen kopflosen Schwarzfahren im damaligen Wahnzustand.

Damals hatte ich meine schwarze Tasche mit all meinen Habseligkeiten in hohem Bogen von mir geworfen. Jetzt hatte ich mich beim Packen wieder für das gleiche Modell entschieden, das ich in der Zwischenzeit nachgekauft hatte, und musste daran denken, dass sich der Inhalt nicht nennenswert von dem von vor einigen Jahren unterschied. Ich erinnerte mich nun daran, wie ich damals über Wochen hinweg erfolglos versucht hatte, die Tasche wiederzufinden.

Womöglich würden mir weitere verstörende Bruchstücke, die ich wegen des Filmrisses vergessen hatte, wieder einfallen. Darauf wollte ich es ankommen lassen. Schließlich war ich nun seit fünf Jahren stabil und hatte keinen Anlass zu befürchten, dass sich daran etwas ändern könnte. Ich ging auf den Balkon und bewässerte meinen Knöterich.

Es konnte losgehen.

Vielleicht hätte ich, wie bei einem langen Flug, Stützstrümpfe anziehen sollen, dachte ich, als ich nach den ersten fünf Stunden Zugfahrt in München umsteigen musste. Bologna war das Ziel für den ersten Tag. Immerhin zwölf Stunden musste ich dafür ausharren. Bei dem Gedanken fing ich an zu gähnen. Als der Zug schließlich durch die Alpen tuckerte und sich ein idyllisches Bergdorf an das andere reihte, wurde ich wieder munter.

Es war eher unwahrscheinlich, dass die fehlenden Erinnerungen einfach wieder zurückkommen würden. In jedem Fall würde ich aber die letzte Italienreise durch die neue überschreiben, andere Erinnerungen schaffen, die hoffentlich angenehmer waren, und somit dieser seltsamen Krankheit etwas entgegensetzen.

Neben mir hatte ein amerikanisches Touristenpaar Platz genommen, das unentwegt damit beschäftigt war, die Berge zu fotografieren. Eine willkommene Abwechslung war es für mich hingegen, den älteren

Damen an diversen Haltestellen ihre Koffer auf die Ablage zu wuchten. Als mir das Fotoshooting jedes einzelnen Gipfels langsam auf den Keks ging, zog ich in den Restaurantwagen um und zischte erst einmal ein Bier. Das Vibrieren meines Smartphones machte es offiziell. Eine automatische Nachricht meines Netzbetreibers hieß mich willkommen in Italien. Der Rubikon war also überschritten.

12.2. Erinnerungen

Als ich in Bologna ankam, wollte ich noch eine Kleinigkeit essen und zog durch die Straßen der Altstadt. Die meisten Cafés hatten aber bereits geschlossen, und so ging ich zweimal die exakt gleiche Strecke im Kreis entlang, bis ich in einem winzigen Imbiss das letzte Rosmarin-Focaccia erwischte.

Während ich aß, dachte ich, dass der Vollmond wahrlich nicht zu übersehen war. In diesem Moment kam ich mir ein wenig verloren vor und konnte mich wieder gut an das Gefühl erinnern, als ich hilflos durch die Straßen geirrt war.

Am nächsten Morgen lief ich zurück zum Bahnhof und hörte die allgegenwärtigen Durchsagen, die mir etwas über die *linea gialla* verrieten. Dies war die berüchtigte gelbe Linie, die ich bei meinem letzten Italientrip übertreten hatte, um über die Gleise zu spazieren. Damals hatte ich großes Glück, dass die Carabinieri vor Ort waren.

Mit etwas Verspätung fuhr der Schnellzug Frecciarossa ein, der mich nach Rom bringen sollte. Die Kontrolleurin lächelte mich an und bedankte sich höflich für das Vorzeigen meines Tickets. Das war ein weiterer Unterschied zum letzten Mal. Schnellzüge hatte ich nicht benutzt, denn in denen waren die Schaffner streng gewesen und ließen einen am nächsten Halt wieder aussteigen, wenn man so wie ich kein Ticket hatte. Das war damals mein Dilemma, denn mit den Bummelzügen zurück nach Deutschland zu kommen war eine recht komplexe Aufgabe für jemanden, der nicht mehr klar denken konnte. Wahrscheinlich war ich deswegen damals in der Toskana gelandet, die ich heute auch wieder durchqueren würde.

Der nächste Halt des Zuges war Florenz. Hier wurde mir auf der Anzeige ein Zug in die Stadt mit der berüchtigten Klapsmühle vorgeschlagen. Für einen längeren Aufenthalt in der Toskana würde die Zeit dieses Mal allerdings nicht reichen, was ich nicht besonders tragisch fand. Schließlich hatte ich in der Klinik dort bereits genug Zeit verbracht.

Den Nachmittag wollte ich unbedingt in Rom verbringen. Am Bahnhof Tiburtina angekommen fiel mir zunächst der Hinweis auf eine Bahnhofskirche auf. Ich musste an den Gebetsraum am Flughafen denken, den ich nach Verlassen der toskanischen Irrenanstalt mit Lars aufgesucht hatte, um ein wenig zur Ruhe zu kommen. Anstatt zu beten, lief ich erst einmal zum

Park, in dem sich die Villa Borghese befand. Ein perfektes Idyll, das mir Google Maps in besonders fett gedruckten Lettern angezeigt hatte. Zufällig landete ich anschließend an der Spanischen Treppe und dem Trevi-Brunnen.

Vor meiner Weiterfahrt blieb noch genügend Zeit, um die deutsche Botschaft aufzusuchen. Sie war mir viel größer in Erinnerung geblieben. Jetzt standen ein paar Polizisten zum Schutz vor ihr, sodass sie nicht besonders einladend wirkte. Ich drückte auf den Auslöser meiner Smartphone-Kamera und machte mich anschließend auf den Weg zum Bahnhof Termini. Von hier aus hatte ich meine zahlreichen Zugfahrten unternommen, der Frau im Rollstuhl die Stöckelschuhe angezogen und meinen Schütteltanz aufgeführt. Ein Shuttlebus zum Flughafen blinkte vor sich hin. Ich hatte noch Zeit, bis mein Zug abfahren würde, und daher drehte ich eine Runde um den Bahnhof und begutachtete jedes Detail, als hätte ich es mit einem ernstzunehmenden Gegenspieler zu tun. Die Obdachlosen, die auf der Rückseite des Gebäudes herumlungerten, kamen mir vertraut vor. Schließlich war ich damals in einer ähnlich merkwürdigen Lage wie sie gewesen.

Eine Sache hatte sich grundlegend geändert: Es gab vor den Bahnsteigen bereits Ticketkontrollen, sodass jemand wie ich ohne Ticket gar nicht erst an Bord gekommen wäre. Ich kaufte mir ein Zitronen-Granita und machte mich auf in die Business-Area des Schnellzuges. Dort wurde ein recht guter Espresso serviert. In einer Stunde würde ich in Neapel eintreffen.

12.3. Die Insel der Sirenen

In Neapel hatte ich eine erschwingliche Suite mit Blick sowohl aufs Meer als auch auf die Altstadt bezogen. Die nette Rezeptionistin kredenzte mir einen weiteren Kaffee zur Begrüßung und kreiste jede Menge Sehenswürdigkeiten auf einer Karte ein, die sie mir zu besichtigen empfahl.

Das Gewusel in den engen Gassen war äußerst unterhaltsam. Dennoch war ich froh, nach einer Weile in eine Bergbahn zu steigen und oben angekommen etwas Ruhe zu genießen. Nach dem Abendessen flanierte ich weiter und sah mir die Menschen an. Komischerweise kamen mir hier keine Erinnerungen an den denkwürdigen Trip vor einigen Jahren. Anscheinend hatte ich mich nach vierundzwanzig Stunden in Italien gut eingelebt.

Wenig später fiel ich endlich ins Bett. Mein Kopf glühte von der Sonne, die ich heute während des ganzen Tages abbekommen hatte. Unten von der Piazza dröhnten Musik und Verkehrslärm herauf. Ich schlief wie ein Stein.

Am nächsten Morgen wühlte ich mich an den anderen Touristen vorbei durch dic Altstadtgassen. Überall waren Souvenirshops, denen ich während meiner Psychose damals eine besondere Bedeutung beigemessen hatte, was mir nun ziemlich lächerlich vorkam. Nachdem ich eine Vielzahl von Kirchen passiert hatte, machte ich mich auf den Weg zum Traghetto, das mich nach Capri bringen sollte. Es wiegte sich im gleichmäßigen Auf und Ab der Wellen und hatte eine zutiefst beruhigende Wirkung auf mich, sodass ich zeitweilig einnickte und nur gelegentlich auf den Vesuv starrte, der zur großen Überraschung noch immer nicht ausgebrochen war.

Anstatt die Bergbahn zu nehmen, überquerte ich die Insel zu Fuß und kam verschwitzt an meinem Hotel an. Es lag direkt neben dem Strand, wo ich während der beginnenden Wahnvorstellungen auf die Felsformationen geschaut und *Doktor Faustus* rückwärtsgelesen hatte.

Ich ging zur Minibar und machte es mir anschließend auf meinem Balkon gemütlich. Ein paar Boote fuhren vorüber. Anstatt mich an Traumata aus dem denkwürdigen Urlaub zu erinnern, fielen mir nun einige Details aus meiner Kindheit ein.

Meine Eltern waren häufiger mit meiner Schwester und mir mit dem Auto an die Adria gefahren. Der Wagen war bis oben vollgepackt und unter anderem mit einem orangefarbenen Schlauchboot beladen gewesen. Meine Schwimmflügel hatten die gleiche Farbe. Während meine Mutter mit meiner Schwester am Strand lag und sich bräunte, paddelte mein Vater mit mir raus aufs Meer.

Ich nippte an meinem Glas Wein. Wie banal und gleichzeitig faszinierend der Anblick des Horizonts doch war. Unter mir war eine Bar, die nach den Sirenen benannt war. Die Wiederauflage meiner Odyssee ging langsam ihrem Ende entgegen. Als letztes Detail hatte ich ein Ticket bei derselben grottigen Billig-Airline gebucht, deren Flug damals ausgefallen war, was meine Lage dramatisch verschlimmert hatte. Das Zimmer mit Meerblick war aber teuer genug gewesen. Nach all dem Komfort sehnte sich mein Bankkonto nach Erholung. Ich registrierte, dass ich bereits seit Stunden auf meinem Balkon saß und aufs Meer starrte. Eine Italienerin lachte hysterisch vom Nebenzimmer herüber. Möwen kreisten umher und stimmten in das Gelächter ein. Einige Jungs stürzten sich todesmutig von einem kleinen Felsen ins Wasser. Ich hörte mein eigenes Räuspern. Das vertraute Geräusch meines Vaters. Auf diese Art war er noch immer bei mir. Ich griff zu meinem Telefon, wählte eine Nummer und hörte die Stimme von Lars.

Literaturempfehlungen

Dirk Arenz
Dämonen, Wahn, Psychose: Exkursionen durch die Psychiatriegeschichte
Viavital, Köln, 2003

Götz Aly
Die Belasteten: ›Euthanasie‹ 1939–1945. Eine Gesellschaftsgeschichte
FISCHER Taschenbuch, Frankfurt a. M., 2014

Michaela Amering, Margit Schmolke
Recovery
Das Ende der Unheilbarkeit
Psychiatrie Verlag, Bonn, 2007

Marc De Hert, Geerdt Magiels, Erik Thys
Das Geheimnis des Gehirnchips
Ein Selbsthilferatgeber für Menschen, die an Psychose leiden
EPO, Antwerpen, 2000

René Dehnhardt
Schamanismus und Schizophrenie

Peter Lang GmbH Internationaler Verlag der Wissenschaften, Frankfurt a. M., 2003

Felicitas Dörr-Backes
Exzentriker
Die Narren der Moderne
Königshausen und Neumann, Würzburg, 2003

Asmus Finzen
Stigma psychische Krankheit
Zum Umgang mit Vorurteilen, Schuldzuweisungen und Diskriminierungen
Psychiatrie Verlag, Köln, 2013

Allen Frances
NORMAL
Gegen die Inflation psychiatrischer Diagnosen
DuMont, Köln, 2013

Thomas Fuchs
Selbst und Schizophrenie
Deutsche Zeitschrift für Philosophie 60
Akademie Verlag, 2012

Petra Gelhaus: Wie groß ist zu groß? Zur Funktionalität des Normalen
In: Dominik Groß, Sabine Müller, Jan Steinmetzer (Hrsg.): Normal – anders – krank? Akzeptanz, Stigmatisierung und Pathologisierung im Kontext der Medizin

Medizinisch Wissenschaftliche Verlagsgesellschaft, Berlin, 2008

Ulrike Hoffmann-Richter
Psychiatrie in der Zeitung: Urteile und Vorurteile
Edition Das Narrenschiff im Psychiatrieverlag, Bonn, 2000

Julian Jaynes
Der Ursprung des Bewußtseins durch den Zusammenbruch der bikameralen Psyche
Rowohlt, Reinbek, 1988

Maurice Lever
Zepter und Schellenkappe. Geschichte des Hofnarren
Dianus Trikont, München, 1983

Georg Milzner
Jenseits des Wahnsinns – Psychose als Ausnahmezustand: Perspektiven für eine andere Psychiatrie
Königshausen & Neumann, Würzburg, 2010

Viola Oertel-Knöchel, Frank Hänsel (Hrsg.)
Aktiv für die Psyche
Sport und Bewegungsinterventionen bei psychisch kranken Menschen
Springer-Verlag Berlin Heidelberg 2016

Barbara Stöckigt
Begeisterte Welten – Traditionelle Therapien von Psychosen in Ostafrika
Peter Lang GmbH Internationaler Verlag der Wissenschaften, Frankfurt a. M., 2011

Ethan Watters
Crazy like us: Wie Amerika den Rest der Welt verrückt macht
dgvt, Tübingen, 2016

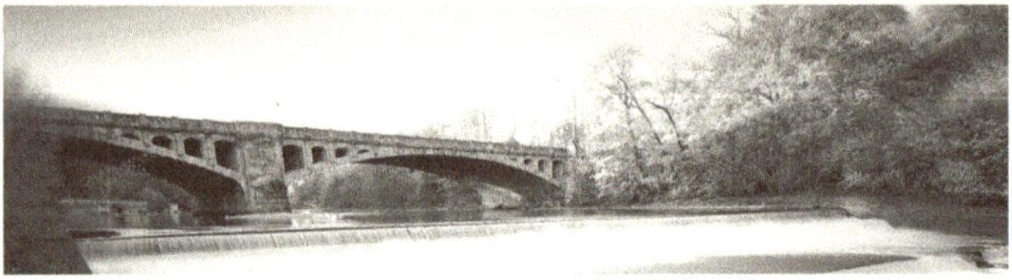